Taubert
Migräne ganzheitlich
behandeln

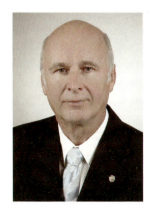

PD Dr. med. habil. Konrad Taubert

1974 Dissertation an der Universität Halle
1975–1978 Leiter der Physiotherapieabteilung der Poliklinik Mitte, Halle
1978–1995 Chefarzt der Klinik für Physiotherapie, Neubrandenburg
seit 1995 Privatdozent für das Fachgebiet Physiotherapie, Universität Greifswald
seit 1995 eigene Niederlassung als Facharzt für Physikalische und Rehabilitative Medizin
Arbeitsschwerpunkte: Nichtmedikamentöse Schmerztherapie, v. a. Migräne; Naturheilverfahren, Chirotherapie, Akupunktur, Homöopathie, Diagnostik und Therapie nach F. X. Mayr

PD Dr. med. habil. Konrad Taubert

Migräne
ganzheitlich behandeln

- Die besten Strategien, um Anfälle zu vermeiden
- So finden Sie Ihre persönlichen Auslöser
- Migräne im Griff: Medikamente, Naturheilkunde, Selbsthilfe

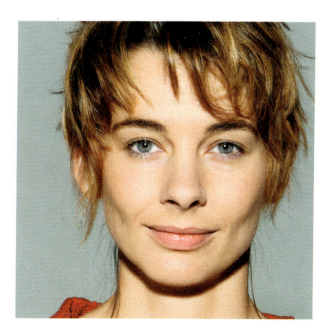

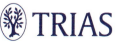

Inhalt

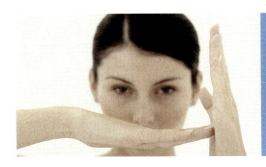

Basiswissen

Zu diesem Buch	12
Migräne – ein häufig unterschätztes Problem	16
Was ist Migräne?	17
Welche Migräneformen gibt es?	17
– Migräne ohne Aura	17
– Migräne mit Aura	18
– Status migraenosus	18
Das passiert beim Migräneanfall	19
Wie verläuft ein Anfall?	19
– Prodromalphase (8–48 Stunden vorher)	19
– Auraphase (ca. eine Stunde vorher)	20
– Kopfschmerzphase	21
Extra: Wie entsteht der Kopfschmerz?	22
– Ende der Kopfschmerzphase	23
– Abklingphase	24
– Postdromalphase	24
Migräneschmerz: Wo, wie stark, wie oft …?	25
– Wo ist der Schmerz lokalisiert?	25
– Wie oft kann die Migräne pro Monat auftreten?	25
Nichts bleibt so, wie es ist … Migräne im Lebenslauf	26
– Kindheit und Jugend	26
– Erwachsenenalter und Reife	26
– Migräne nach den Wechseljahren	27

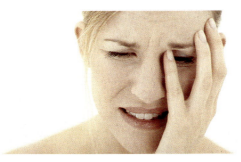

Ursachen

Wer bekommt Migräne? 30
- Genetische Ursachen 30
- Lebensbedingungen 31
   - Wie körperliche Ungleichgewichte die Migräne fördern können 31
   - Gibt es Phasen erhöhter Migränebereitschaft? 32

Migräneauslöser: Der Tropfen, der das Fass zum Überlaufen bringt 34
- Noradrenalin hat eine Schlüsselrolle 34
   Extra: Wie entsteht eine Noradrenalin-Überempfindlichkeit? 35
   - Erhöhtes Migränerisiko durch Reizung des zentralen Nervensystems 35
   - Erhöhtes Migränerisiko durch Unterzuckerung 36
   - Erhöhtes Migränerisiko durch Gefäßerweiterung 36

Inhalt

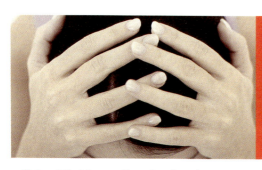

Die ganzheitliche Migränebehandlung

Extra: Wie können Sie schnell Verbesserungen erreichen? — 40

Voraussetzungen für die Selbstbehandlung — 44
- Verbindung zu einem Arzt Ihres Vertrauens — 44
- Bei folgenden Krankheitszeichen: Sofort den Arzt aufsuchen! — 45
- Wichtig: Der Umgang mit dem Migränekalender — 46
  Extra: Wie führt man einen Migränekalender? — 46

Unerlässlich: Das kann die Schulmedizin tun — 49
- Die schulmedizinische Diagnostik — 49
  - Welche weitergehenden Untersuchungen sind erforderlich? — 53
  - Welche Hinweise geben die Laborwerte? — 53
  Extra: Der naturheilkundliche Arzt ergänzt das Spektrum — 55

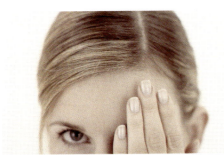

Selbstbehandlung: Migräneauslöser erkennen und vermeiden

Warum die Vermeidung von Migräneauslösern so wichtig ist!	58
▎ Warum nicht jeder Auslöser zu einem Anfall führt ...	58
– Unterschiedliche Migräneempfindlichkeit	59
– Unterschiedliche Intensität des Migräneauslösers	60
– Zusätzliche Migräneauslöser erhöhen die Anfallswahrscheinlichkeit	60
– Auch entgegengesetzte Einflüsse können den Anfall auslösen	60
– Erhöhte Sensibilität gegenüber Migräneauslösern	60
Extra: Migräneauslöser von A–Z	61
Beseitigung migränefördernder Besonderheiten	67
▎ Balance wiederherstellen	67
– Chronische Verspannungen	67
– Wärmehaushaltsstörungen	67
– Verstopfung	68
– Untergewicht, Übergewicht, Diäten	68
– Menstruationsbeschwerden: Prämenstruelles Syndrom	69
– Erhöhtes Cholesterin	70
▎ Ernährungsgewohnheiten verändern	71
– Risikopotenzial Koffein	71
Extra: Welche migränefördernden Wirkungen hat Koffein?	73
– Risikopotenzial Zucker	74
▎ Psychische Auslöser erkennen und angehen	78
– Erhöhte Stressanfälligkeit	78
– Schlafstörungen	78
– Angst	80
– Depression	81
Extra: Gibt es die »Migränepersönlichkeit«?	82

Inhalt

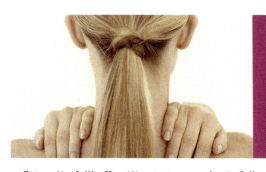

Wie kann man Anfälle verhüten?

Extra: Notfallkoffer: Was tun, wenn der Anfall naht? — 86

Vorbeugende Maßnahmen der Selbstbehandlung — 87
- Der Weg über den Körper — 87
  - Selbstmassage und Akupressur — 87
  - Extra: Selbstmassage in elf Schritten — 88
  - Elektrische Akupunktur (PUTENS) — 90
  - Entspannter in jeder Lebenslage — 98
  - Extra: So lernen Sie das Autogene Training — 98
  - Dem Stress im Alltag anders begegnen — 106
  - Extra: Stress- und Ärgerprophylaxe — 108
  - Aktiver vorbeugen durch mehr Bewegung — 110
- Diese Präparate können helfen — 112
  - Magnesium – das Kardinalmittel — 112
  - Kräuter und Kräuterpräparate — 117
  - Vitamine, Mineralien und weitere orthomolekulare Stoffe — 120
  - Extra: So kann eine Kombinationsbehandlung aussehen — 121
- Einfach, aber wirksam — 126
  - Wassertrinken — 126
  - Kopftieflage — 129
  - Extra: Yoga-Kopfstand — 130

Der naturheilkundliche Beitrag zur Prophylaxe — 132
- Therapien, die Sie mithilfe Ihres naturheilkundlichen Arztes durchführen — 132
  - Fasten — 132
  - Mayr-Kur — 133
- Weitergehende komplementärmedizinische Therapien — 138
  - Akupunktur — 138

– Ultraviolettbestrahlung des Blutes (UVB)	140
– Kohlendioxidinsufflation (KI)	142
– Neuraltherapie (Störfeldtherapie, Triggerpunkte)	145
– Ursachen für immer wiederkehrende Muskelverhärtungen und ihre Therapie	151
Extra: Der Spiegel bringt es an den Tag ...	153

Das leistet die Schulmedizin 159
- Medikamente zur medizinischen Prophylaxe 161
  - Mittel der ersten Wahl 161
  - Mittel der zweiten Wahl 162
- Ein zusätzliches Hilfsmittel: Verhaltenstherapie 165

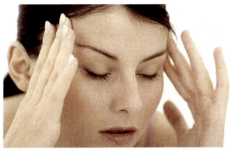

Was tun beim akuten Anfall?

Selbstbehandlungsmaßnahmen bei einem akuten Anfall 168
- Einfache Maßnahmen 168
- Welche physikalischen Verfahren stehen Ihnen zur Verfügung? 170
  - Atmen in eine Tüte 170
  - Auflagen auf die Schmerzstelle 170
  - Nackenauflagen 170
  - Voll- und Teilbäder 171
  - Streckung der Halswirbelsäule 173
  - Anwendung einer Entspannungstechnik 173
  - Elektrische Akupunktur (PUTENS) 174
- Welche Medikamente stehen Ihnen zur Verfügung? 175
  - Lidocain 175
  - Einnahme pharmazeutischer Medikamente 177
  - Gefahren der medikamentösen Selbstbehandlung 180

Inhalt

Komplementärmedizin: Therapie des akuten Anfalls — 183
- Neuraltherapie — 183
- Magnesiuminjektion — 186
- Streckung der Halswirbelsäule — 187
  Extra: Streckung der Halswirbelsäule: So geht Ihr Arzt vor — 187
- Akupunktur — 188

Das leistet die Schulmedizin — 190
- Schritt 1: Ergotamin — 190
- Schritt 2: Triptane als Tablette, Spray oder Zäpfchen — 191
- Schritt 3: Das Triptan Imigran als (Eigen-)Injektion — 193
- Schritt 4: Intravenöse Injektionen durch den Arzt — 193
- Medikamentengruppen zur Akutbehandlung der Migräne — 194

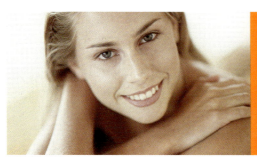

Spezielle Formen der Migräne und ihre ganzheitliche Behandlung

Hormonell bedingte Migräneformen — 200
- Teenagermigräne — 200
- Migräne durch die Pille — 201
- Migräne in der Schwangerschaft — 201
  Extra: Maßnahmenhierarchie in der Schwangerschaft — 202
- Migräne in und nach den Wechseljahren — 203
- Migräne im Alter — 204

Migräne mit körperlichen Begleiterscheinungen — 205
- Migräne mit niedrigem Blutdruck — 205
- Migräne mit hohem Blutdruck — 206
- Migräne mit Erbrechen und/oder Durchfall — 206
- Migräne mit Arzneimittelunverträglichkeit — 207

| Migräne mit Arzneimittelmissbrauch | 208 |
| Extra: Teufelskreis Schmerzmitteleinnahme | 208 |

Migräne mit seelischen Begleiterscheinungen 210
- Migräne mit Depression 210
- Migräne mit Angst 211

Zeitlich bedingte Migräne 213
- Migräne an bestimmten Wochentagen 213
- Wochenendmigräne 213

Anhang 215
- Bücher zum Weiterlesen 215
- Adressen und Links 216
- Kopiervorlage Migränekalender 217
- Stichwortverzeichnis 218

Vorwort

Zu diesem Buch

»Um es vorab klarzustellen, das A und O einer erfolgreichen Migränetherapie ist nicht die medikamentöse Behandlung, sondern vielmehr der bewusste Umgang mit der Krankheit. Dabei steht das Erkennen und Vermeiden von persönlichen Auslösefaktoren an erster Stelle. Medikamente sollten immer erst der zweite Schritt sein und nur eingesetzt werden, wenn auch die Möglichkeiten von nicht-medikamentösen Behandlungsmethoden voll ausgeschöpft wurden.« – So schreibt die Migräneexpertin Frau Dr. A. Gendolla.

Leider wird dieser Ratschlag meist nicht berücksichtigt. Denn viele Menschen denken, dass ihnen der Arzt, die Leistungen des Gesundheitswesens oder gar der »Wunderheiler« Gesundheit verschaffen kann ... und sind schnell enttäuscht, wenn dieser Weg in der Sackgasse endet. Gesundheit – und dazu kann man auch die weitgehende Freiheit von Migräneanfällen rechnen – kann man vor allem durch
- eine vernünftige Ernährung,
- ein bestimmtes Maß an Bewegung,
- ein ausbalanciertes Verhältnis von Phasen der Anspannung (Arbeit) und Entspannung (Erholung) stabilisieren.

Doch was wird tatsächlich getan, wenn sich die Migräne als dauerhaftes Problem erweist? Auch heute überwiegt in Deutschland bei der Behandlung immer noch die medikamentöse Therapie, die häufig in Selbstbehandlung durchgeführt wird: Ein großer Teil der Migränepatienten besorgt sich Schmerzmittel in der Apotheke – die dann, auf Dauer genommen, zur Verstärkung der Migräneanfälle, zu Nebenwirkungen und Gewöhnung führen. Ein Teufelskreis beginnt, der nach Jahren im durch Schmerzmittel bedingten Dauerkopfschmerz enden kann.

Aber Selbstbehandlung kann effektiv sein, ja ist sogar notwendig – wenn sie richtig durchgeführt wird. Daher ist es mir ein Anliegen, einmal umfassend die zahlreichen Möglichkeiten der Selbstbehandlung aufzuzeigen und ebenso die Methoden der naturheilkundlichen Migränetherapie vorzustellen. Und so richtet sich dieses Buch vor allem an Leser und Leserinnen, die folgende Ziele haben:
- Sie wollen Intensität und Dauer der Anfälle reduzieren sowie möglichst lange anfallsfreie Intervalle erreichen – durch selbstbestimmte Behandlung.

Zu diesem Buch | **Vorwort**

- Sie wollen weitgehend auf chemische Präparate verzichten.
- Sie möchten wissen, welche Alternativen zur konventionellen Migränetherapie es gibt und mehr darüber erfahren, was Migräne auslöst oder begünstigt.

Ziel und Wissen bestimmen den Weg. Dieses Buch soll Hilfestellung sein, zielgerichteter zu einem migränefrei(er)en Leben zu finden. Aber gehen müssen Sie diesen neuen, guten Weg schon selbst.

Privatdozent Dr. med. habil.
Konrad Taubert

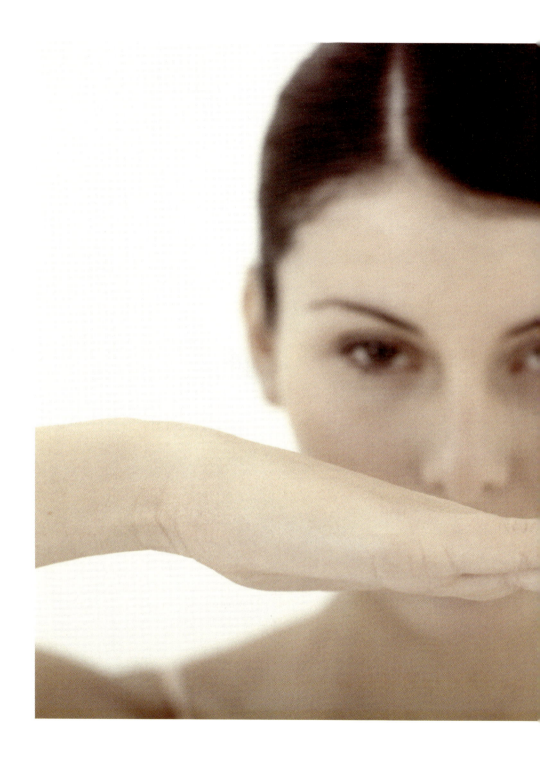

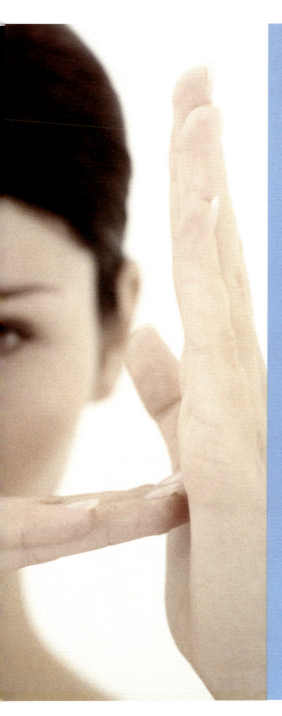

Basiswissen

Migräne ist eine Volkskrankheit – von den Betroffenen gefürchtet, von den meisten anderen unterschätzt. Dabei gibt es klare Antworten auf die Fragen: Was genau ist Migräne? Wie verläuft ein Anfall? Und bleibt mit der Migräne wirklich alles beim Alten, wenn ich älter werde?

Basiswissen

Migräne – ein häufig unterschätztes Problem

»Na, dann nimm dir mal deine Migräne ...«. Es gibt wohl kaum eine chronische Erkrankung, deren Bedeutung allgemein so verkannt wird. Nur die Betroffenen wissen es besser ... und diejenigen, die sehen, was ein Migräneanfall mit dem eigentlich doch gesunden Freund oder Verwandten macht.

In der Tat hat die Migräne für die ganze Gesellschaft eine wesentliche Bedeutung – als wirtschaftlicher Faktor, zunächst aber natürlich für die Betroffenen selbst. Etwa 12 Prozent der Gesamtbevölkerung haben Migräne, das sind circa acht Millionen Menschen in Deutschland.

Viele Untersuchungen belegen, dass Migränepatienten mehr als andere von einer chronischen Krankheit betroffene Menschen unter ihrer Erkrankung leiden: Der immer wiederkehrende Schmerz, die vegetativen Erscheinungen wie Erbrechen und die oft unmögliche Vorhersage der Anfälle führen zu einer beträchtlichen Verminderung der Lebensqualität – und darüber hinaus schränkt die Angst vor einem Anfall auch oft die Bereitschaft zu sozialen Kontakten ein.

Da die Migräneanfälle am häufigsten bei Menschen auftreten, die in den »besten Jahren« ihrer Berufstätigkeit stehen, kommt es zu erheblichen Arbeitsausfällen und damit zu beträchtlichen Kosten. Und selbst wenn sich die Betroffenen zur Arbeit schleppen, dann können sie doch nicht die volle Leistung bringen. In puncto »gesellschaftliche Relevanz« sprechen die Zahlen für sich: 43 Prozent aller Migränepatienten können pro Jahr 1–7 Tage wegen der Anfälle nicht zur Arbeit gehen. Die wirtschaftlichen Gesamtverluste in Deutschland liegen nach Schätzungen bei mehreren Milliarden Euro pro Jahr. Wer Migräne hat, unterschätzt sie nicht – sondern aktiviert alle Kräfte und Möglichkeiten, dieser Erkrankung entgegenzutreten. Dieses Buch möchte Ihnen einen roten Faden an die Hand geben,

- welche Möglichkeiten der ganzheitlichen Behandlung Sie haben und vor allem
- was Sie selbst tun können, um mit der Migräne schmerzfreier und letztendlich selbstbestimmter zu leben.

Was ist Migräne?

Als Betroffene beziehungsweise Betroffener wissen Sie natürlich, was Migräne ist – und mit welchem Erscheinungsbild sie bei Ihnen auftritt. Dennoch: Früher war umstritten, was man allgemein unter Migräne versteht. Heute klären die Definitionen der Internationalen Kopfschmerzgesellschaft diese Frage eindeutig.

Diese Kriterien sind auf der ganzen Welt gültig und erlauben so auch internationale Vergleiche. Nach dieser »Messlatte« leiden in den industrialisierten Ländern circa 12–16 Prozent der Bevölkerung unter Migräne. Mit 12–14 Prozent sind Frauen in etwa doppelt so häufig von Migräne betroffen wie Männer (6–8 Prozent).

> **WISSEN**
>
> **Definitiv Migräne ...**
>
> Die Internationale Kopfschmerzgesellschaft hat es wie folgt zusammengefasst: Um Migräne handelt es sich bei einem wiederkehrenden Kopfschmerz, der sich in Anfällen von 4–72 Stunden manifestiert. Typische Charakteristika sind:
> - einseitige Lokalisation
> - pulsierender Schmerz
> - mittlere bis schwere Intensität
> - Verstärkung durch alltägliche körperliche Anstrengung
> - in Verbindung mit Übelkeit und/oder Licht- und Lärmscheu

Welche Migräneformen gibt es?

Bei der Migräne ist entscheidend, ob sie mit neurologischen Störungen auftritt oder nicht und wie lange sie dauert.

Migräne ohne Aura

Bei der Migräne ohne Aura treten die Anfälle in regelmäßigen oder unregelmäßigen Abständen auf. In der Zwischenzeit sind keine Kopfschmerzen oder andere Hinweise für eine Migräne vorhanden, es sei denn der Patient ist von einer zweiten Kopfschmerzform befallen oder die Migräne wird durch einen arzneimittelbedingten Kopfschmerz kompliziert. Der Anfall dauert 4–72 Stunden, der Kopfschmerz ist oft einseitig, pulsierend, er wird durch normale körperliche Aktivität (zum Beispiel Treppensteigen) verstärkt und meist von Übelkeit und/oder Erbrechen, Lichtscheu und Lärmscheu begleitet.

Basiswissen

Migräne mit Aura

Bei 10–20 Prozent aller Migränepatienten kommt es neben den oben geschilderten Symptomen vor den Schmerzen zu neurologischen Störungen, die als Aura bezeichnet werden. Folgendes kann auftreten:

- Flimmerskotom (ein farbiger Fleck im Gesichtsfeld mit gezackten Rändern)
- Gesichtsfeldeinengung
- Sprachstörungen
- Taubheit in Gesicht oder Arm bzw. leichte Lähmungserscheinungen
- Schwindel oder Gleichgewichtsstörungen

Gelegentlich werden auch Gegenstände als größer oder kleiner empfunden. – Diese neurologischen Störungen entwickeln sich in etwa 15 Minuten und bleiben circa 60 Minuten bestehen. In der Regel verschwinden sie dann wieder, und es folgt der Kopfschmerz.

Status migraenosus

Dauert ein Anfall länger als 72 Stunden, bezeichnet man ihn als Status migraenosus. In manchen Fällen tritt die Verlängerung über 72 Stunden durch eine andere Kopfschmerzform auf. Bei länger dauernden Migräneanfällen sollte immer eine sorgfältige Diagnostik erfolgen, um zusätzliche Erkrankungen auszuschließen. Oft ist der Status migraenosus aber die Folge eines Arzneimittelmissbrauchs. So können zum Beispiel Ergotamine (Medikamente zur Behandlung des Migräneanfalls) zwar eine Migräne beenden, sie können aber auch Kopfschmerzen und Übelkeit wie ein Migräneanfall auslösen. Es ist dann nicht zu unterscheiden, ob der lange Anfall echt oder durch Arzneimittelnebenwirkungen hervorgerufen ist.

> **WISSEN**
>
> **Aura – Die Vorboten der Migräne**
>
> Die Migräne kann sich durch neurologische Störungen ankündigen, die als Aura bezeichnet werden. Am häufigsten tritt das Flimmerskotom auf, ein farbiger Fleck im Gesichtsfeld mit gezackten Rändern.

> **WICHTIG**
>
> Ich empfehle, die Selbstbehandlung der Migräne immer nur in Begleitung eines erfahrenen Arztes durchzuführen. Denn: Bei der Migränediagnostik gibt es noch weitere Varianten und Probleme als die oben genannten, die letztendlich nur von einem auf diesem Gebiet erfahrenen Arzt erkannt werden können. Deshalb gehen Sie in der Selbstbehandlung den sichersten Weg, wenn Sie sich einen Arzt Ihres Vertrauens als Begleiter suchen – auch wenn Sie ansonsten noch so enttäuscht von der Schulmedizin sind.

Das passiert beim Migräneanfall

Obwohl die Migräne bei jedem Patienten ihr eigenes Erscheinungsbild hat, lassen sich doch oft bestimmte, immer wiederkehrende Stadien voneinander unterscheiden. Es lohnt sich, über dieses theoretische »Anfallsschema« informiert zu sein – denn wenn Sie die Vorstadien sicher zuordnen, können Sie durch Medikamente oder andere Methoden versuchen, den Ausbruch des Anfalls zu verhindern.

Wie verläuft ein Anfall?

Hat der Betreffende eine Migränedisposition, liegen vielleicht begünstigende Faktoren vor; kommt es zu einer erhöhten Migränebereitschaft, dann bedarf es nur noch eines Migräneauslösers, um einen Migräneanfall in Gang zu bringen.

WISSEN

Der Migräneanfall in Stichpunkten

Im Allgemeinen verläuft ein Migräneanfall in fünf Phasen, der
- Prodromalphase: 8–48 Stunden vor dem Anfall
- Auraphase: in der Regel eine Stunde vor dem Anfall
- Kopfschmerzphase
- Abklingphase
- Postdromalphase

Prodromalphase (8–48 Stunden vorher)

Die Prodromalphase ist durch Symptome gekennzeichnet, die auf Fehlfunktionen und Reizzustände an verschiedenen Stellen des Gehirns rückschließen lassen. Sie kann sich Stunden bis zwei Tage vor dem Anfall ankündigen durch:
- Hochstimmung oder Reizbarkeit,
- Müdigkeit mit häufigem Gähnen,
- Augenflimmern und/oder schwerem Kopf,
- Heißhunger vor allem auf Süßes,
- Verstopfung, häufigeres Wasserlassen oder auch eine Wasseransammlung im Gewebe,
- Sprach- und Konzentrationsstörungen.

Viele Patienten müssen auch eine Verspannung der Nackenmuskulatur fest-

Basiswissen

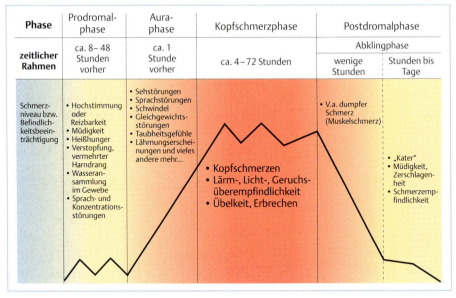

▲ Der Verlauf eines Migräneanfalls

stellen. Oftmals dauert es lange, bis sie den Zusammenhang zwischen Verspannung und Migräneanfall erkennen. Auch wenn diese Symptome nicht immer auftreten, so wissen doch einige Patienten sehr gut, wenn zum Beispiel eine unbegründete Müdigkeit auftritt, dass eine Migräne zu erwarten ist.

Auraphase
(circa eine Stunde vorher)
Einige Migräneexperten sehen in der Aura eine Durchblutungsverminderung von Gefäßen innerhalb und außerhalb des Schädels, die meisten allerdings eine Störung der Erregungsbildung im Gehirn, die in der Folge dann zu einer Durchblutungsverminderung führen kann. In der Auraphase treten vor allem auf:
- Sehstörungen (Lichtblitze, flimmernde Zackenlinien, Gesichtsfeldausfälle)
- Sprachstörungen
- Schwindel
- Gleichgewichtsstörungen
- Taubheitsgefühle oder Lähmungserscheinungen

Das passiert beim Migräneanfall | Basiswissen

Für diese Phase gibt es von Migräneexperten keine wesentlichen Empfehlungen. Lediglich sollen die Triptane erst nach der Auraphase eingenommen werden.

Kopfschmerzphase

Bei 80–90 Prozent aller Migränepatienten beginnt die Migräne an diesem Punkt – mit den Kopfschmerzen. Sie treten selten sehr schnell, sondern meist allmählich auf. Aber es gibt auch viele Patienten, die aus dem Schlaf mit einem voll ausgebildeten Anfall, das heißt mit starkem Kopfschmerz aufwachen.

▶ **Das Schmerzhemmsystem fällt aus**
Das körpereigene Schmerzhemmsystem kann verhindern, dass Schmerzreize auch wirklich zu Schmerzen führen. Die wichtigsten Botenstoffe dieses körpereigenen Schmerzhemmsystems sind die körpereigenen Morphine und der Botenstoff Serotonin.

Im Umkehrschluss: Ein Versagen dieses Schmerzhemmsystems führt spontan zu Schmerzen. Und das passiert beim Migräneanfall: Verschiedene Migräneauslöser (siehe Seite 61) führen zu einer Verminderung des Serotonins im Gehirn und damit zu einer erhöhten Schmerzempfindlichkeit.

▶ **Schmerzcharakter und Begleiterscheinungen**
Im typischen Fall ist der Schmerz auf der Höhe des Migräneanfalls klopfend. Dies wird über die Dehnung der schmerzempfindlichen Arterien durch den Puls hervorgerufen. Körperliche Tätigkeit verstärkt diese Dehnung noch und damit auch den Schmerz, was erklärt, warum Aktivitäten wie Treppensteigen, Sport oder Sauna in diesem Stadium für die Schmerzbekämpfung als quälend wahrgenommen werden.

> **HINTERGRUND**
>
> **Kognak mit medizinischer Wirkung?**
>
> H. G. Wolff, der Begründer der modernen Migräneforschung, hatte die Vorstellung, dass die Aura auf eine Verengung der Kopfgefäße und die Kopfschmerzphase auf eine schmerzhafte Erweiterung derselben zurückzuführen sei. Daraus schloss er, dass in der Auraphase gefäßerweiternde Mittel hilfreich sein müssten – zum Beispiel Kognak. Er berichtete von Patienten, deren Kopfschmerzphase durch einen Kognak schwächer wurde oder sogar ausblieb ...
> Die Vorstellungen von Wolff werden heute nicht mehr akzeptiert, auch hat sie niemand wissenschaftlich nachgeprüft. Wer eine Aura hat, könnte trotzdem ein- oder zweimal ausprobieren, welchen Effekt ein Kognak in der Auraphase hat ...

Basiswissen

Wie entsteht der Kopfschmerz?

Moderne Theorien gehen davon aus, dass im Gehirn des Migränepatienten ständig eine gewisse Übererregung vorliegt. Führen Migräneauslöser (1) zur weiteren Erregung, kommt es zu einer starken Freisetzung von Botenstoffen wie Noradrenalin, Serotonin u. a.

Schritt 1: Aktivierung des »Migränemotors« durch Migräneauslöser

Diese Botenstoffe aktivieren den »Migränemotor« im Hirnstamm (2), der nun Signale an den ersten Ast des Gesichtsnervs Trigeminus sendet (3). Dessen Endigungen sind von den Blutgefäßen der Hirnhäute (4) umgeben. Auf den Reiz des »Migränemotors« hin geben die Nervenendigungen des Trigeminus Eiweißstoffe, so genannte Neuropeptide, ab.

Schritt 2: Reizung und Entzündung der Blutgefäße der Hirnhaut: Ein Kreislaufprozess

Diese Neuropeptide führen zur Gefäßerweiterung und zur Entzündung in den Blutgefäßen der Hirnhaut. Die entzündeten Gefäße setzen selbst wieder gefäßerweiternde und entzündungserregende Stoffe frei, was sich über die Nervenreizung als Schmerz manifestiert: Der fatale Kreislauf des Migräneanfalls ist in Gang gesetzt (5).

Schritt 3: Körperliche Regulationsvorgänge versagen

Die anfänglich starke Ausschüttung von Botenstoffen kann nun in eine Mangelsituation umschlagen, was ein zeitweiliges Versagen der körpereigenen Regulationsvorgänge bewirkt: Damit kommt es zu zahlreichen Störungen wie
- Beeinträchtigung der Leistungsfähigkeit des Schmerzhemmsystems,
- Veränderung der Gefäßweite (unangemessene Erweiterung, aber auch Verengung),
- Veränderungen der Gehirnaktivität,
- Reizung des Brechzentrums und
- Fehlregulation der Sinnesfilterung (Licht, Geräusche, Gerüche werden viel zu stark und unangenehm wahrgenommen).

Das passiert beim Migräneanfall **Basiswissen**

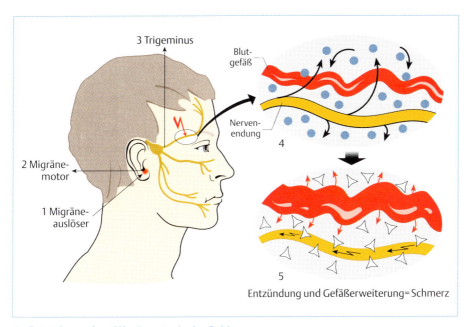

▲ Entstehung einer Migräneattacke im Gehirn

Diese Verschlimmerung durch körperliche Tätigkeit ist ein Unterscheidungsmerkmal zu anderen Kopfschmerzen, bei denen auch intensive Bewegungen noch durchgeführt werden können. Bereits sehr geringe Reize können den Kopfschmerz verstärken, so dass die Patienten am liebsten ganz ruhig in einem abgedunkelten Raum liegen und nichts sehen, hören oder riechen möchten.

Manche Patienten haben diesen dumpfen Schmerz von Beginn an. Bei anderen ist ein Nasenloch verstopft oder die Nase läuft. Die meisten Migränepatienten sehen während des Migräneanfalls schlecht aus, blass, eingefallen und haben meist dunkle Augenringe.

Ende der Kopfschmerzphase

Bei manchen Patienten beendet das Erbrechen den Anfall; andere müssen sich leider weiter quälen, denn mancher hat unter der Übelkeit stärker zu leiden als unter dem Kopfschmerz. Während des Anfalls ist der Gang zur Toilette oft ein Problem. Später kann dann eine richtige Harnflut einsetzen, was oft ein Zeichen für das Abklingen des Anfalls ist.

Basiswissen

Abklingphase
Der akute, klopfende Migräneschmerz führt zu einer erheblichen Verspannung der gesamten Nackenmuskulatur. Nach dem klopfenden Schmerz kommt es später meist zu einem dumpfen Schmerz, den Wolff als Muskelschmerz ansieht. In dieser Phase ist es sicher nicht mehr sinnvoll, gefäßaktive Medikamente wie die Triptane oder Ergotamin einzunehmen. Wenn nötig, reichen hier die einfachen Schmerzmittel wie zum Beispiel Aspirin.

Das endgültige Abklingen des Schmerzes erfolgt manchmal nach einem Schlaf oder selten nach dem Erbrechen. Meist ist damit der Anfall beendet. Bei einigen Patienten kommt es aber trotz einer Besserung (durch Medikamente oder von allein) zu einem Wiederauftreten der Migräneerscheinungen nach 8–24 Stunden. Wodurch das kommt, ist der Wissenschaft (noch) unklar.

Postdromalphase
Die erhöhte Durchlässigkeit der Gefäße im Migräneanfall führt dazu, dass schmerzauslösende Stoffe nicht nur in den Gefäßen, sondern auch in ihrer Umgebung wirken. Dies gilt als eine Ursache für den dumpfen Schmerz während und nach dem Anfall. Verstärkt werden diese Schmerzen durch besonders verkrampfte Kopf- und Nackenmuskeln.

> **WISSEN**
>
> **Wer hat wie lange Migräne?**
> Bei Kindern dauert der Anfall oft nur 2–6 Stunden. Die Hälfte aller erwachsenen Migränepatienten haben Anfälle, die kürzer als 24 Stunden sind, circa zwei Sechstel der Erwachsenen haben ein bis zwei Tage und ein Sechstel länger als zwei Tage mit dem Anfall zu tun. Die menstruelle Migräne kann manchmal einige Tage dauern.

Viele Migränepatienten erleben daher nach dem Anfall einen »Kater«, wie nach einem übermäßigen Alkoholgenuss. Sie sind zum Teil für mehrere Tage müde und zerschlagen, und nicht immer ist klar, ob dieser Effekt der Migräne oder den eingenommenen Medikamenten zuzurechnen ist. Viele Patienten sind nach dem Anfall sehr schmerzempfindlich; so führt zum Beispiel bereits das Haarekämmen zu Schmerzen.

Migräneschmerz: Wo, wie stark, wie oft ...?

Über das Spektrum des Wo und Wie des Migräneschmerzes erfahren Sie im Folgenden Näheres.

Wo ist der Schmerz lokalisiert?

Hauptsächliche Schmerzorte sind die Stirn (65 %), der Bereich um das Auge (55 %), die Schläfe (40 %), der Hinterkopf (30 %) und der Nacken (38 %). Bei vielen Patienten beginnen die Schmerzen im Nacken. Trotzdem meinen fast alle Migräneforscher, dass der Nackenschmerz nicht Ursache oder Auslöser, sondern schon ein Teil des Migräneanfalls ist.

Bei circa 60 Prozent der von Migräne Betroffenen schmerzt zumindest am Beginn des Anfalls nur eine Kopfseite; deshalb ist für die Migräne auch der Name Halbseitenkopfschmerz (Hemikranie) nicht ungebräuchlich. Manchmal wechselt die Schmerzseite noch während des Anfalls, in anderen Fällen wechselt die Schmerzseite unregelmäßig von Anfall zu Anfall.

Wie oft kann die Migräne pro Monat auftreten?

Auch bei der Häufigkeit von Migräneanfällen tut sich ein breites Spektrum auf: Die Zahl der möglichen Migräneanfälle schwankt von einem pro Jahr bis zu täglichen Migräneanfällen – wobei der letzte Fall eher selten ist. Meist tritt die Migräne ein- bis zweimal pro Monat auf. Bei mehr als 6–8 Anfällen pro Monat muss man immer an einen Arzneimittelmissbrauch denken. Migräne ist nicht nur Kopfschmerz, sondern wird nicht zuletzt durch seine Begleiterscheinungen für viele zur besonderen Qual. Einen Überblick über die häufigsten Begleiterscheinungen sehen Sie hier:

> **WICHTIG**
>
> **Führen Sie einen Kopfschmerzkalender!**
>
> Der erste Schritt einer erfolgreichen Selbstbehandlung ist die genaue Selbstbeobachtung. Daher sollten Sie Intensität und Schmerzcharakter der Migräneanfälle sowie die Begleitumstände im Kopfschmerzkalender festhalten und auswerten. Die Langzeitanalyse kann sehr aufschlussreich sein ...

Basiswissen

Tab. 1 Beim Schmerz allein bleibt es nicht – Begleiterscheinungen

Begleiterscheinung	Häufigkeit
Übelkeit, Appetitlosigkeit	80 %
Überempfindlichkeit, vor allem Lichtscheu, andere Erscheinungen des Augenbereichs	60 %
Lärmscheu	50 %
Erbrechen, Gesichtsblässe	40–50 %
Geruchsempfindlichkeit	10 %
Herzrasen	seltener
Durchfälle, Schmerzen im Oberbauch, geblähter Leib, Schmerzen im Unterbauch (bei Kindern oft als Blinddarmentzündung verkannt), Schnupfen, ganz kalte Nase, Wasseransammlung, später Harndrang, Teilnahmslosigkeit, Schläfrigkeit, Schwindelgefühl, Gleichgewichtsstörungen, Gesichtsrötung	

Nichts bleibt so, wie es ist ... Migräne im Lebenslauf

Die Migräne bleibt von den Entwicklungs- und Reifungsprozessen, die wir durchmachen, nicht unbeeinflusst; im Gegenteil: Lokalisation, Stärke, Häufigkeit und Nebenerscheinungen können sich im Lauf des Lebens stark verändern. Hierzu eine gute Nachricht aus einer französischen Untersuchung: Jeweils 1993 und 2003 erhielten 2.500 Angestellte mit chronischen Kopfschmerzen ein und denselben Kopfschmerz-Fragebogen. Bei der zweiten Untersuchung, das heißt Jahre später, gaben die meisten Befragten an, dass ihre Kopfschmerzen nun viel weniger einschränkend sind. Das Ergebnis kann doch Mut machen!

Kindheit und Jugend

Manchmal beginnt die Migräne schon im frühen Kindesalter. Bei einem Fünftel aller Migränekinder, die ihren ersten Migräneanfall im Alter von 7–15 Jahren bekommen haben, verschwindet die Migräne bis zum 25. Lebensjahr. – Bei Mädchen beginnt die Migräne nicht selten um die Zeit der ersten Menstruation, kann sich aber durchaus auch erst später bemerkbar machen.

Erwachsenenalter und Reife

Zwischen dem 25. und dem 45. Lebensjahr tritt die Migräne am häufigsten und am stärksten auf, doch mit der Reife verändert sie sich auch: Nach den Wechseljahren verlieren mehr als 60 Prozent der Frauen diese chronische Erkrankung. Bei den Frauen, denen die Migräne auch über die Wechseljahre hinaus »treu« bleibt, lohnt es sich, nach Faktoren (zum Beispiel Magnesiummangel, migräneauslösende Medikamente wie Nitroglyzerin, Beckenschiefstand) zu suchen, die das natürliche Abklingen der Migräne verhindern. Einer dieser Faktoren kann eine zu häufige Arzneimitteleinnahme (und fast immer sind es die einfachen Schmerzmittel, seltener Triptane) sein.

Migräne nach den Wechseljahren

Manchmal tritt die Migräne allerdings, wenn auch selten, erst nach den Wechseljahren auf, oft in Verbindung mit der Einnahme von Hormonen. Bleiben die Anfälle nach den Wechseljahren bestehen, so sind sie meist nicht so stark und oft tritt kein Erbrechen mehr auf. Die Aura kann allein auftreten.

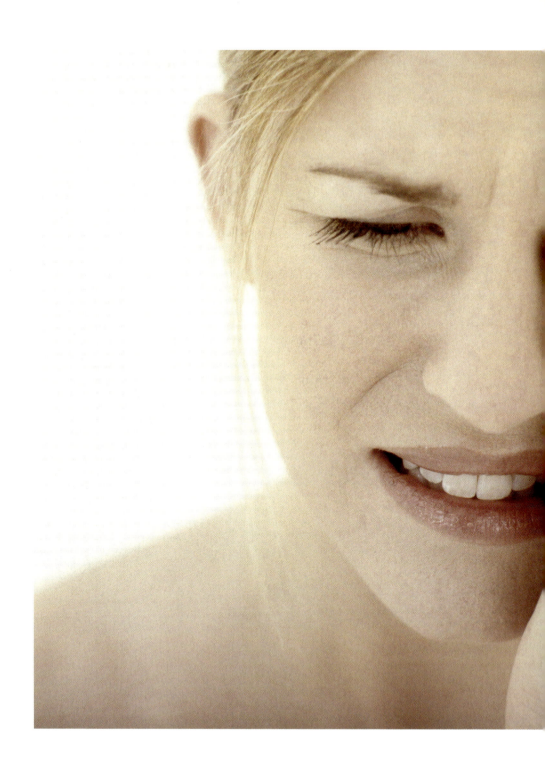

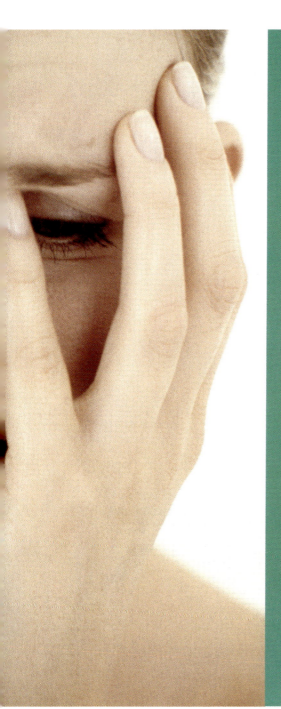

Ursachen

… bei der Migräne wird nicht einfach ein Schalter umgelegt. Lebensumstände, Gene – viele Faktoren kommen zusammen und verstärken sich gegenseitig, bevor der Anfall da ist. Und genau hierin steckt auch Ihre Chance, denn … die Ursachen kennen heißt der Vorbeugung in die Kinderschuhe helfen.

Ursachen

Wer bekommt Migräne?

Es gibt keine einfache Erklärung dafür, warum grade Sie und nicht Ihr Nachbar von der Migräne betroffen sind. Immer wirken verschiedene Ursachen in einem komplexen Gefüge zusammen – und erst am Ende dieser Wirkkette steht der Migräneanfall. Was alles zusammenkommen kann, wenn jemand von sich sagen muss: »Ich habe einen Migräneanfall«, sehen Sie in Abbildung 1.

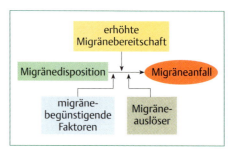

▲ Am Migräneanfall sind verschiedene Faktoren beteiligt

Genetische Ursachen

Da nicht jeder Mensch selbst bei extrem migränefördernden Einflüssen Migräne bekommt, muss eine erbliche Komponente vorliegen. Kurz gesagt: Mit einer Migräne ist zu rechnen, wenn
- Großeltern, Mutter, Vater oder Geschwister unter Migräne leiden oder litten,
- die Kopfschmerzen anfallsartig auftreten,
- dabei Übelkeit und/oder Erbrechen auftritt

und sich der Betreffende am liebsten während der Attacke in ein dunkles Zimmer zurückziehen möchte. Wenn die Migräne eine zum Teil genetisch bedingte Erkrankung ist (und dafür spricht viel), dann ist es natürlich auch nicht möglich, die Migräne im landläufigen Sinne zu »heilen«. Mit unserer genetischen Ausstattung verhält es sich wie mit allen Erbteilen – wir können nichts an ihnen ändern.

Lebensbedingungen

Es kann aber auch möglich zu sein, dass die Migräne bei manchen Menschen ohne Migränevererbung durch bestimmte Veränderungen ausgelöst wird. Dies kann zum Beispiel durch
- die Implantation einer künstlichen Herzklappe,
- einen Schädelunfall,
- die Einnahme bestimmter Medikamente oder
- durch bestimmte Krankheiten geschehen.

Wir wissen aber nicht sicher, ob diese Menschen, die nach den genannten Auslösern erstmals Migräneanfälle hatten, nicht doch die vererbten Migränemerkmale in sich trugen.

Wenn eine Migränepatientin drei Kinder hat, dann kann es sein, dass ein Kind Migräne bekommt, ein Kind hat ab und zu Kopfschmerzen hat und ein Kind keinerlei Beschwerden. Vererbung führt also nicht zwangsläufig zu Migräneanfällen. Die Umwelt, die Lebensereignisse, die Ernährung und vieles andere spielen ebenfalls eine wichtige Rolle. Das heißt, dass wir der Migräne nicht wehrlos ausgeliefert sind …

> **MERKE**
>
> Fazit: Migräne ist nicht heilbar – aber beherrschbar. Die Anfälle können für lange Zeit oder auch für immer nicht mehr auftreten.

Wie körperliche Ungleichgewichte die Migräne fördern können

Generell: Körperliche Ungleichgewichte können Migräne fördern. Es ist allerdings noch unklar, ob es sich bei diesen Migräne begünstigenden Faktoren um Ursache, Auslöser, Folge, Kennzeichen

WISSEN

Das fördert die Migräne …	unter anderem …
Vegetative Störungen	Schlafstörungen, Wärmehaushaltsstörungen, Verstopfung, zu niedriger Kaliumspiegel (siehe Seite 67, 68, 78)
Atmung	zu schnelle Atmung, Fehlatmung (siehe Seite 155)
Verdauung	Verstopfung (siehe Seite 68)
Halteapparat	Überbeweglichkeit, Beckenschiefstand, »schlechte Haltung«, Kiefergelenksstörungen (siehe Seite 151, 153, 155)
Immunsystem	Allergie

Ursachen

des Migräne verursachenden Prozesses handelt – oder um eine unabhängige Störung, die sich nur negativ auf den Verlauf der Migräne auswirkt.

Die Häufigkeit dieser Faktoren und die nicht selten Migräne reduzierende Wirkung nach der Behandlung dieser Störungen spricht aber dafür, diese Faktoren, die bisher überhaupt nicht beachtet wurden, in der Entstehung und Behandlung der Migräne mehr als bisher zu berücksichtigen. Da diese Ungleichgewichte vor allem durch den Migränepatienten selbst beseitigt werden können, bietet sich hier ein wesentlicher Ansatz für die Selbstbehandlung.

Gibt es Phasen erhöhter Migränebereitschaft?

Jeder Migränepatient weiß, dass kurz nach einem Migräneanfall sonst wirksame Auslöser nicht wirken. Andererseits spürt er schon bei einem Wetterwechsel: »Jetzt fehlt nur noch ein kleiner Reiz ….«. Es gibt also Zeiten mit hoher und Zeiten mit geringer Migränebereitschaft.

▶ **Menstruationsmigräne**
Die weiblichen Geschlechtshormone (Östrogene) erhöhen den Endorphinspiegel. So ist es verständlich, dass es nach dem Östrogenabfall kurz vor der Regel zu Endorphin-Entzugserscheinungen (= Migräne) kommen kann.

▶ **Migräne in der Pillenpause**
Wenn Migräneanfälle im Zusammenhang mit der Pille auftreten, so geschieht dies in der Pillenpause vorwiegend ein bis zwei Tage nach Beendigung der Einnahme. Auch hier liegt nahe, dass es sich um einen Endorphinentzug handelt. Gestützt wird diese Vermutung dadurch, dass die Migräne vermindert oder verhindert werden kann, wenn in der Pillenpause Östrogene (als Tabletten oder als Pflaster) gegeben werden oder wenn die Pille durchgehend genommen wird. Damit wird ein starker Abfall der Östrogene und damit oft der Endorphinentzug verhindert.

▶ **Migräne nach einer Geburt**
Der gleichmäßig hohe Östrogen- und damit auch Endorphinspiegel in der zweiten Hälfte der Schwangerschaft erklärt, warum viele Migränepatientinnen in dieser Zeit keine Anfälle haben. Es wird auch verständlich, dass nach der Geburt der stark abfallende Östrogenspiegel einen Migräneanfall auslösen kann.

▶ **Wochenendmigräne**
Diese Migräneform tritt nur bei Berufstätigen auf. Hier führt der Stress des Arbeitslebens im Verlauf der Woche bei besonders empfindlichen Patienten zur vermehrten Ausschüttung von Endorphinen. Dadurch wird die Noradrenalinsynthese gehemmt. Am Wochenen-

de entfällt die stressbedingte Endorphinausschüttung, und die normale Noradrenalinkonzentration löst an den noch überempfindlichen Noradrenalin-Rezeptoren die starke Reaktion und damit die Migräne aus.

▶ **Migräne nach Stress**
Auch in anderen belastenden Situationen kann es zur stressbedingten Endorphinerhöhung kommen. Entfällt die Belastung nach einer längeren Prüfungszeit, zu Beginn der Ferien bei Lehrern oder allgemein bei Urlaubsbeginn, dann kann es zu Endorphin-Entzugserscheinungen kommen.

WISSEN

Frauen haben ein höheres Migränerisiko

Migränerisiko für	
Frauen	**Männer**
Menstruationsmigräne	Wochenendmigräne
Migräne in der Pillenpause	Migräne nach Stress
Migräne nach der Geburt	
Wochenendmigräne	
Migräne nach Stress	

Ursachen

Migräneauslöser: Der Tropfen, der das Fass zum Überlaufen bringt

Viele Migränepatienten messen den Migräneauslösern mehr Bedeutung zu, als sie in Wirklichkeit haben. »Meine Migräne kommt vom Stress oder von Schokolade.« Nein, Stress oder Schokolade lösen nur den Migräneanfall aus! Sie sind lediglich Tropfen, die das volle Fass zum Überlaufen bringen. Die wirkliche Ursache der Migräne kennen wir aber noch nicht genau.

Ausgangspunkt für meine eigene »Ursachenforschung« war eine Studie, bei der bei Migränepatienten jede Nacht Blut abgenommen und auf Noradrenalin hin untersucht wurde. Das Ergebnis: Nur in den Nächten, denen am nächsten Morgen ein Migräneanfall folgte, trat ein erhöhter Noradrenalinspiegel auf. Es gibt in der Zwischenzeit viele Studien, die diesen Zusammenhang zwischen erhöhtem Noradrenalinspiegel und nahendem Migräneanfall stützen ... und keine, die dagegen spricht.

Nach meiner Ansicht wird Migräne also praktisch immer dadurch ausgelöst, dass die Rezeptoren gereizt werden, die vor allem auf Noradrenalin reagieren. Und diese befinden sich vorwiegend in den Gefäßen, aber auch in vielen anderen Geweben, und in besonders großer Zahl im Gehirn. Dem Anfall geht also eine erhöhte Menge von Noradrenalin im Blut voraus. Wie kommt es nun zu der Noradrenalinerhöhung, die als Auslöser der Migräne angesehen werden kann?

Noradrenalin hat eine Schlüsselrolle

Migränepatienten reagieren gegenüber verschiedenen körpereigenen Stoffen wie dem Noradrenalin überempfindlich – und das führt zum Anfall. Um den Zusammenhang zu verstehen, müssen wir einen etwas genaueren Blick auf das Regulationssystem des Körpers werfen.

Morphium entspricht Endorphin
Auch ohne dass wir Morphium konsumieren, haben wir im Körper Stoffe, die genau wie das Morphium wirken. Der Körper bildet sie selbst, man nennt sie daher endogene Morphine = Endorphine. Und genau wie das Morphium

Wie entsteht eine Noradrenalin-Überempfindlichkeit?

Noradrenalin ist ein Botenstoff, über den der Körper unter anderem den Blutdruck reguliert. Schüttet der Körper Noradrenalin aus, gelangt es über das Blut zu »Empfangsorganen«, den so genannten Rezeptoren zum Beispiel an den Gefäßen. Diese registrieren die Botschaft und reagieren: Die Gefäße ziehen sich zusammen, damit der Blutdruck auf gleicher Höhe bleibt.

Morphium zum Beispiel verringert die Produktion von Noradrenalin. Die Folge: Der Blutdruck sinkt. Doch das Blutdruck-Steuersystem ist auf die Informationen des Noradrenalins angewiesen. Damit der Blutdruck nicht zu stark abfällt, reagiert es, indem die Rezeptoren immer empfindlicher auf Noradrenalin im Blut reagieren. Mit einem Wort: Sie werden auf die Dauer überempfindlich.

Was passiert beim Morphium-Entzug? Ohne Morphium ist die Herstellung von Noradrenalin nicht mehr gehemmt. Trifft nun aber die normale (oder bei Aufregung sogar noch eine erhöhte) Konzentration von Noradrenalin auf die noch überempfindlichen Rezeptoren, dann kommt es zu einer überschießenden Reaktion mit Schmerzen, Unruhe und vielen anderen Erscheinungen – quasi zu einem **Migräneanfall**!

bremsen auch die Endorphine zum Beispiel die Herstellung von Noradrenalin. Experimentell konnte bei Migränepatienten eine Überempfindlichkeit der Noradrenalinrezeptoren

- an den Gefäßen,
- am Auge und
- im Hirnkreislauf nachgewiesen werden.

Erhöhter Endorphinspiegel = erhöhtes Migränerisiko

Wodurch kommt es nun zur Erhöhung der körpereigenen Morphine, der Endorphine? Zurückzuführen ist dies zum einen auf natürliche hormonelle Schwankungen, zum anderen auf Umwelteinflüsse, die auf das Hormonsystem einwirken.

Erhöhtes Migränerisiko durch Reizung des zentralen Nervensystems

Klinisch-experimentell lässt sich belegen, dass viele Migräneanfälle durch das Gehirn selbst ausgelöst werden und unter Umständen auftreten, die den Organismus aktivieren, erregen, ärgern und unangenehm reizen. Was versetzt unser Gehirn in einen solch erregten Zustand? Im Grunde sind das alltägliche und zum Teil unvermeidliche Gefühlslagen, körperliche Zustände und Reize wie:

- Stress
- Angst
- Hyperventilation (zu schnelle Atmung)
- Freude

Ursachen

- plötzliche verstärkte körperliche Aktivität (vor allem nach längerer Inaktivität)
- starke Umweltreize (zum Beispiel starkes Licht, Flackerlicht, Lärm, intensive Gerüche, Wetterveränderungen, Wärme, Kälte)
- Störungen des Tag-Nacht-Rhythmus (zum Beispiel bei langen Flügen)

Erhöhtes Migränerisiko durch Unterzuckerung

Ganz gleich, ob man Zuckerwasser trinkt, ob man Süßigkeiten isst, ob man eine Zuckerlösung in die Vene gespritzt bekommt, das alles führt zu einem Anstieg des Blutzuckers. Um den Blutzuckerspiegel wieder zu senken, schüttet der Körper das Insulin, ein Hormon der Bauchspeicheldrüse aus – und zwar in einer »Schnellschuss«-Reaktion mehr als eigentlich nötig.

Deshalb wird der Blutzucker nicht nur auf sein normales Niveau gesenkt, es kommt zu einer Senkung des Blutzuckers unter das normale Niveau, mit einem Wort: zur Unterzuckerung. Und dieser Zustand ist für das Gehirn sehr schlecht, da es ständig Zucker als Energielieferant braucht und verbraucht.

In der Unterzuckerung treten unangenehme Zustände wie Unruhe, Heißhunger und vieles andere mehr auf. Um den unterversorgten Körper wenigstens wieder mit etwas Zucker zu versorgen, tritt der Körper auf die Notbremse, und er schüttet Noradrenalin aus. Damit wird kurzfristig der Blutzucker wieder erhöht ... aber es kann eben auch zu einem Migräneanfall kommen.

Erhöhtes Migränerisiko durch Gefäßerweiterung

Wenn durch bestimmte Herzmedikamente, zum Beispiel Nitroglyzerin, oder durch Blutdrucksenker eine intensive Gefäßerweiterung ausgelöst wird, kommt es reflektorisch zu einer Noradrenalinerhöhung, damit der Blutdruck nicht zu stark abfällt. Ein Teil der migräneauslösenden Potenz des Alkohols liegt sicher in seiner gefäßerweiternden Wirkung.

HINTERGRUND
Ursache (un)bekannt! – Noradrenalin erhöhende Stoffe

Bestimmte Stoffe bzw. Mangelsituationen können den Noradrenalinspiegel erhöhen und sind somit ein potenzielles Auslöser-Risiko, so unter anderem
- Serotonin – ein körpereigener Botenstoff
- Reserpin – ein blutdrucksenkendes Medikament
- Tyramin – in Käse, auch in alkoholischen Getränken, Sauerrahm usw.
- Phenyläthylamin – in Schokolade
- Magnesiummangel

Doch längst nicht alle Migräneauslöser kennen wir. Die Konzentrationserhöhung des Noradrenalins vor dem Migräneanfall ist so hoch, dass sie letztlich mit den Einflüssen der bekannten Auslöser zu erklären wäre. Die Ursache bleibt letztendlich unbekannt!

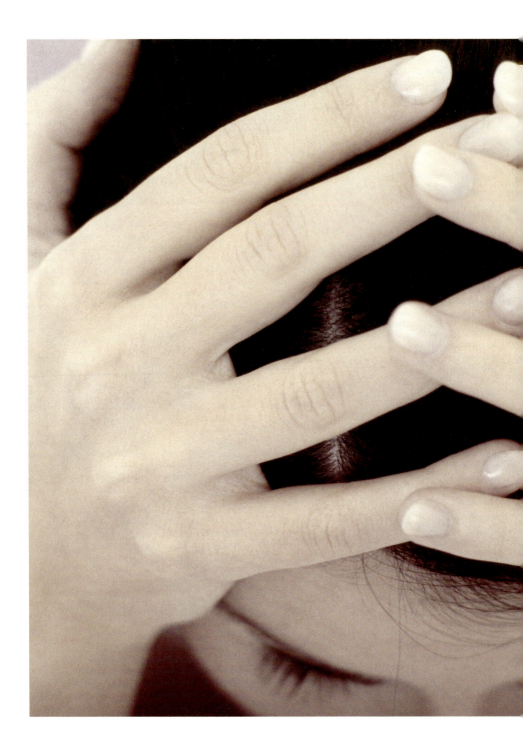

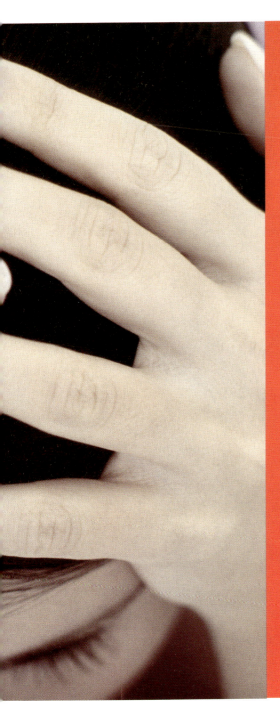

Die ganzheitliche Migränebehandlung

Bei der Migränebehandlung ist das recht, was wirksam ist. Und am wirksamsten ist die jeweils individuell passende Kombination von Selbstbehandlung, Komplementär- und Schulmedizin. Es ist nicht zu vergessen: Gemeinsam verfolgen drei »Disziplinen« dasselbe Ziel – Migräneanfälle so weit wie möglich zu reduzieren.

Die ganzheitliche Migränebehandlung

Wie können Sie schnell Verbesserungen erreichen?

Migräne ist eine Krankheit mit vielen Gesichtern – ihren individuellen Charakter prägen Ursachen, Auslöser und begünstigende Faktoren; die sollten Sie kennen und lernen, mit ihnen umzugehen. Im Folgenden erfahren Sie, wie Sie zu einer solchen persönlichen Strategie im Umgang mit Ihrer Migräne finden.

Schritt 1: Wie kann ich vorgehen?

Die erfolgversprechendste Migränetherapie ist die, die in jeder Phase der Migräne die für Sie optimale Behandlungsmöglichkeit bereitstellt. Und diese kann der Schulmedizin, der Komplementärmedizin ... oder eben der Selbstbehandlung entstammen. Ein wesentliches Ziel dieses Buches ist es, Sie in Ihrer Selbstbehandlungskompetenz zu stärken.

Wie können Sie nun vorgehen? Sie können dieses Buch natürlich von der ersten bis zur letzten Seite durchlesen: Das hat den Vorteil, dass Sie dann das ganze Spektrum der Behandlungsmöglichkeiten der drei Disziplinen (und nennen wir die Selbstbehandlung ruhig auch so), die in diesem Buch vorgestellt werden, im Blick haben; dann können Sie entscheiden, welchen vielleicht für Sie neuen Weg Sie einschlagen wollen.

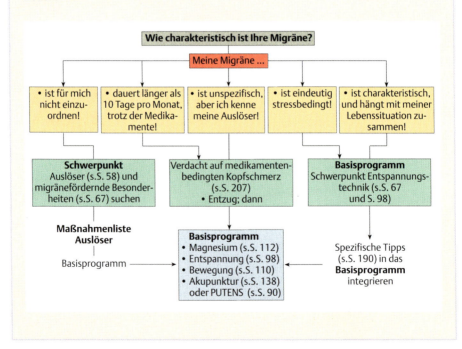

Wenn es Sie aber dazu drängt, unmittelbar aktiv zu werden, schlage ich Ihnen die folgende Vorgehensweise vor, die unter den zentralen Fragen steht: »Was trifft bei der Migräne auf mich zu? Was ist in der Selbstbehandlung für mich möglich?«
Die nebenstehende Abbildung zeigt Ihnen, welchem roten Faden durch das Buch Sie folgen können, wenn Sie Ihre Migräne beschreiben. Die Seitenangaben führen Sie zu den für Sie wichtigen Kapiteln.

Für alle wichtig: Auslöser und migränefördernde Besonderheiten
Nicht nur diejenigen, die über Ihre Migräne lediglich sagen können »Ich weiß wirklich nicht, warum und wann über mich die Migräne hereinbricht«, profitieren von der Auslösersuche (Kapitel 4) und von einigen Gedanken dazu, was sonst noch die Migräne begünstigen kann (Kapitel 5).
Wichtigstes Hilfsmittel ist hierbei der Migränekalender (siehe Seite 46), den Sie auch als »Auslöserkalender« verwenden können. Eine Kopiervorlage finden Sie im Anhang.

Schritt 2: Das BASISPROGRAMM der Selbstbehandlung
In meiner Praxis hat sich in der Selbstbehandlung ein BASISPROGRAMM herauskristallisiert, das aus den vier Elementen
- Magnesiumtherapie plus
- Entspannung plus
- Bewegung plus
- Akupunktur oder PUTENS

zusammensetzt.

Es dient dazu, Körper und Seele zu einem festeren Stand gegenüber der Migräne zu verhelfen.
Wenn Sie schnell zu einer Verbesserung kommen wollen, bauen Sie die vier Elemente in Ihr Leben ein. Lesen Sie zunächst die Informationen in den entsprechenden Kapiteln dazu durch und füllen Sie dann die folgende Tabelle aus.

Die ganzheitliche Migränebehandlung

A	Maßnahmen, die keinen großen Aufwand erfordern	
	BASISPROGRAMM: Magnesium (siehe Seite 112)	☑
	Kräuter(präparate) (siehe Seite 117)	☐
	Vitamine (siehe Seite 120)	☐
	Orthomolekulare Stoffe (siehe Seite 120, 123)	☐
	Tragen Sie hier bitte Präparate und Dosierungen ein, die Sie einsetzen wollen:	

B	Maßnahmen, die regelmäßige Übung/Anwendung erfordern – *Massage und Akupunktur* –	
	BASISPROGRAMM: (ein Kreuz bitte)	
	Akupunkturbehandlung beim Arzt (siehe Seite 138)	☐
	PUTENS (in Selbstbehandlung oder beim Arzt) (siehe Seite 90)	☐
	Selbstmassage und Akupressur (siehe Seite 87)	☐
	Tragen Sie hier bitte die Häufigkeit ein, mit der Sie die Methode anwenden wollen:	

C	Maßnahmen, die regelmäßige Übung/Anwendung erfordern – *Bewegung* –	
	BASISPROGRAMM (siehe Seite 110 ff, ein Kreuz bitte)	
	Jogging, Walking	☐
	Radfahren	☐
	Zügiges Spazierengehen	☐
	Anderweitige körperliche Betätigung:	☐
	Tragen Sie hier bitte die Häufigkeit ein, mit der Sie die Methode anwenden wollen:	

D	Maßnahmen, die regelmäßige Übung/Anwendung erfordern – Entspannung –
	BASISPROGRAMM (ein Kreuz bitte)
	Autogenes Training (siehe Seite 98) ☐
	Progressive Muskelentspannung (siehe Seite 103) ☐
	Anderweitiges (siehe Seite 104–112) ☐
	Tragen Sie hier bitte ein, bis wann Sie die Methode beherrschen und wie häufig Sie sie anwenden wollen: ....

Sie haben sich nun informiert, sich für einen Weg der Selbstbehandlung entschieden, jetzt fehlt lediglich noch der dritte Schritt – die Umsetzung.

Schritt 3: Wie lange soll oder muss ich mein Programm durchführen?

Wenn ein Ansatz Erfolg hat, dann führen Sie ihn so lange durch, bis drei Monate lang kein Anfall mehr aufgetreten ist. Danach sollten Sie versuchen, die Behandlung langsam (!) zu beenden. Kehrt die Migräne nicht wieder, haben Sie Ihr Ziel erreicht – ein ganz normales, migränefreies Leben!
Treten nach dem Absetzen des Programms wieder Anfälle auf, führen Sie es ein Jahr lang weiter durch und versuchen es dann noch einmal.
Die Erfahrung zeigt allerdings, dass Magnesium und Entspannung jahrelang nicht absetzbar sind. Viele meiner Migränepatienten kommen nach ein bis zwei Jahren wieder: »Damals nach der Akupunktur (+ Magnesium und Entspannung) ging es mir lange Zeit gut, aber jetzt fangen die Anfälle wieder an.« Auf die Frage: »Nehmen Sie Magnesium, machen Sie noch regelmäßig Entspannungsübungen?« lautet dann regelmäßig die Antwort: »... Nein ...«

MERKE

Konsequenz und langer Atem sind vor allem in der Selbstbehandlung die Grundlage des Erfolgs.

Doch wenn Sie dafür auf Dauer ein Leben mit weniger oder ohne Migräne führen können, dann lohnt sich der Aufwand!

Die ganzheitliche Migränebehandlung

Voraussetzungen für die Selbstbehandlung

Sicherlich, wenn es um die ganzheitliche Selbstbehandlung Ihrer Migräne geht, dann sind Sie ein entscheidender Experte. Dennoch kann und muss Selbstbehandlung immer auch »Teamwork« sein – zwischen Ihnen und dem Arzt Ihres Vertrauens. Eine ganzheitliche Migränebehandlung besteht aus drei Komponenten, die sich gegenseitig ergänzen und so das ganze Spektrum zum Beispiel eines möglichen Migräneschmerzes angemessen behandeln. Wie die Behandlungsmöglichkeiten zum Beispiel beim akuten Anfall ineinandergreifen, zeigt die unten stehende Abbildung.

Verbindung zu einem Arzt Ihres Vertrauens

Denn ohne eine ärztliche Begleitung gehen Sie verschiedene Risiken ein, ungewollt einmal in eine Sackgasse zu laufen, ja vielleicht das Gegenteil von dem zu erreichen, was Sie wollen.

Die meisten Migränepatienten wenden sich in der Regel an ihren Hausarzt. Es kann aber auch ein Schmerztherapeut, ein Neurologe, ein Facharzt für Physikalische und Rehabilitative Medizin oder einfach ein anderer Arzt sein, zu dem Sie Vertrauen haben. Das ist die entscheidende Grundvoraussetzung, denn bedenken Sie – dieses Bündnis sollte auf lange Zeit ausgelegt sein.

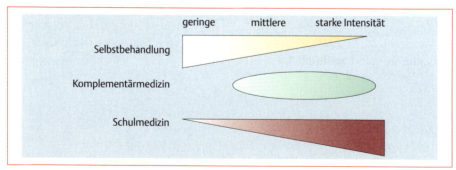

▲ Sinnvoller Einsatz der drei Behandlungsmethoden bei akuten Migräneanfällen

> **WICHTIG**
>
> ### Sie und Ihr Arzt – mehr als eine notwendige Seilschaft
>
> Der Arzt als Ihr Kompetenz- und Gesprächspartner: So sollte es sein. Doch darüber hinaus gibt es viel, was schlichtweg nur er für Sie leisten kann. So kann nur er zum Beispiel
> - sicherstellen, dass die Diagnose Migräne richtig ist.
> - mithilfe schulmedizinischer Diagnostik anderweitige ernste Erkrankungen ausschließen.
> - durch weiterführende Diagnostik migränefördernde Bedingungen (zum Beispiel Schlafstörungen, Verstopfung usw.) vermindern.
> - eventuell Medikamente verordnen und bei der Therapie beraten (zum Beispiel Nebenwirkungen erläutern).
> - falls es nötig wird, zu anderen Fachärzten überweisen (zum Beispiel zum Orthopäden bei Beckenschiefstand, zum Gynäkologen bei Menstruationsmigräne, zum Zahnarzt bei einem entzündeten Weisheitszahn usw.).
> - Sie über neue Entwicklungen in der Migränetherapie informieren und nicht zuletzt
> - Sie bei der Selbstbehandlung begleiten (zum Beispiel: Stressabbau, Ernährung) und beraten.

Bei folgenden Krankheitszeichen: Sofort den Arzt aufsuchen!

Meist ist die Migräne zwar sehr unangenehm, aber nicht lebensbedrohlich. Migränepatienten können in seltenen Fällen auch noch andere Ursachen für Kopfschmerzen haben. Nachfolgend sind aber wichtige Zustände aufgeführt, die Sie sofort zu Ihrem Arzt führen sollten:

Veränderungen der Migräne
- Dauerkopfschmerz in jedem Alter, vor allem aber nach dem 50. Lebensjahr
- Plötzliche oder allmähliche Veränderung des Kopfschmerzes
- Schlagartig auftretender Kopfschmerz (wie ein Blitzschlag)
- Kopfschmerzzunahme trotz Behandlung bzw. Arzneimitteleinnahme

Migräne mit veränderten körperlichen Begleiterscheinungen
- Kopfschmerzen mit Fieber
- Kopfschmerz in Verbindung mit epileptischen Anfällen
- Kopfschmerz in Verbindung mit Bewusstlosigkeit

Die ganzheitliche Migränebehandlung

- Kopfschmerz in Verbindung mit einem Schädelunfall
- Kopfschmerzen mit Schwindel
- Kopfschmerzen mit Lähmungen oder Gefühlsstörungen
- Plötzliche Hörminderung

Migräne mit Sehstörungen
- Kopfschmerz in Verbindung mit Doppelbildern

- Kurzzeitige Erblindung oder Sehstörung
- Farbige Streifen sehen

Erbrechen
- Morgendliches Erbrechen ohne Kopfschmerzen

Wichtig: Der Umgang mit dem Migränekalender

Die letzten Jahrzehnte der Migränebehandlung haben bewiesen: Allein das Führen eines Migränekalenders kann bei manchen Betroffenen die Migräne bereits abschwächen.

Wie führt man einen Migränekalender?

Dass Migränekalender wichtig sind, ist unbestritten. Nur welchen Kalender sollte man nehmen? Es gibt eine Unzahl davon: Meine Patienten und ich haben im Lauf der Jahre viele erprobt – manche machen Patient und Arzt sehr viel Arbeit, die aber zum Ergebnis in keinem Verhältnis steht. Wir nehmen deshalb die einfachste Variante, einen Regelkalender vom Frauenarzt bzw. einen Anfallskalender für Epilepsiepatienten. Auf der Seite 217 finden Sie eine Kopiervorlage.

Diesen Kalender führt man nach folgendem Schema:

Migräne(-stärke)	Strich	oder	Ziffer
Keine	Nichts		Nichts
Gering	Ein Strich über ein Kästchen		1
Mittelstark	Ein Strich über zwei Kästchen		2
Sehr stark	Ein Strich über drei Kästchen		3

Voraussetzungen für die Selbstbehandlung | Behandlung

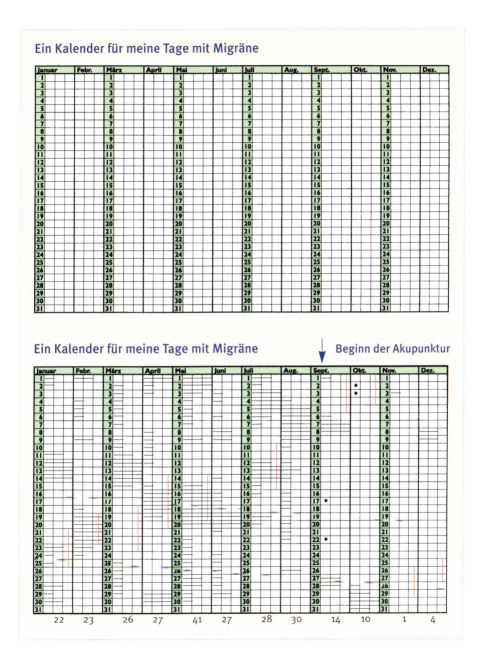

Die ganzheitliche Migränebehandlung

Frauen sollten zusätzlich am Rand durch einen roten Strich vermerken, wann die Menstruation auftritt und wie lange sie andauert. – Am Ende des Monats zählen Sie die Tage zusammen, an denen Sie Migräne hatten und tragen die Gesamtzahl in der untersten Zeile ein. Hat die Betreffende zum Beispiel vier Anfälle mit der Intensität 3, dann notiert sie dort für diesen Monat die Zahl 12. Als Beispiel sehen Sie auf der vorherigen Seite den ausgefüllten Migränekalender einer Patientin.

Diesen Kalender kann jede/r führen; es erfordert praktisch keine Zeit, er ist gut unterzubringen und er gibt eine wesentliche Auskunft über den Verlauf der Migräne und den Einfluss der Therapie bzw. der Verhaltensänderung (zum Beispiel Weglassen von Bohnenkaffee oder Zucker, ein täglicher Spaziergang von 30 Minuten).
Damit es sich besser rechnet (und übersichtlicher ist), beginnen Sie am besten eine Behandlung oder Verhaltensänderung immer am ersten Tag des Monats. Ist der Monat beendet, zählen Sie die Eintragungen zusammen. So kann man im Jahresverlauf sehen, ob die Migräne immer regelmäßig oder zu bestimmten Zeiten häufiger auftritt. Ein Beispiel dafür, wie eine erfolgreiche Behandlung im Migränekalender abzulesen ist, sehen Sie in der unteren Abbildung ...

Unerlässlich: Das kann die Schulmedizin tun

In der Migränebehandlung – auch in der Selbstbehandlung – sollte ein Schulmediziner Ihr »ständiger Begleiter« sein: Er stellt die Diagnose, hilft Ihnen in der Vorbeugung, berät Sie in der Planung der Selbstbehandlung – und wenn alle Stricke reißen und trotz aller Bemühungen schwere Anfälle nicht vermeidbar sind, ist er wiederum Ihr erster Ansprechpartner. Doch so weit soll es ja möglichst nicht kommen.

Die Rolle des Schulmediziners bei der Prophylaxe

Bei der Verhütung weiterer Migräneanfälle sollte erst einmal die Selbstbehandlung mit vermehrter Bewegung, Entspannung unter anderem im Vordergrund stehen. Reicht dies nicht aus, müssen schulmedizinische Medikamente für die Migräneprophylaxe verwendet werden.

Die Rolle des Schulmediziners beim akuten Anfall

Wie bei anderen Krankheiten auch sollten Sie versuchen, leichtere Anfälle erst einmal durch eine mit dem Arzt abgesprochene Selbstbehandlung zu beeinflussen. Wenn diese Methoden nicht helfen, müssen die schulmedizinischen Behandlungsverfahren eingesetzt werden – das sind in der Regel Medikamente. Bei sehr starken Migräneanfällen kann meist auf die medikamentöse Therapie nicht verzichtet werden.

Die schulmedizinische Diagnostik

Zur sicheren Diagnose der Migräne wird Ihr Arzt Ihnen zunächst eine Reihe von Fragen stellen. Durch eventuelle zusätzliche Untersuchungen schließt er dann ebenfalls in Frage kommende internistische und neurologische Krankheitsbilder aus.

Die ganzheitliche Migränebehandlung

CHECKLISTE

Wie bereite ich mich auf den ersten Arztbesuch vor?

Sie haben sich dieses Buch gekauft und sind auf dem besten Wege, sich weitere Kompetenzen in puncto Migräne-Selbstbehandlung anzueignen. Doch auch die Arbeit Ihres Arztes können Sie effektiver gestalten, wenn Sie sich für den ersten Besuch im Vorhinein schon einige Fragen beantworten, die Ihr Arzt Ihnen mit Sicherheit stellen wird:

1 Familiärer Hintergrund

1.1 Hat jemand in der Familie Migräne oder andere Kopfschmerzen?	Nein	Ja
1.2 Wer?		

2 Die eigene Migränegeschichte

2.1 Wann begann die Migräne?	
2.2 Gab es in dieser Zeit Vorgänge, die dies ausgelöst haben könnten (Erkrankung, erste Menstruation, Schädelunfall, Entbindung, starke psychische Belastung)?	
2.3 Wie war der weitere Verlauf?	a. es ist gleich geblieben
	b. es wurde besser
	c. es wurde immer schlechter
2.4 Waren Sie schon mal beim Neurologen?	Nein Ja

3 Migräneverlauf

3.1 Was ist für Ihre Migräne typisch? (Wann und wie beginnt der Anfall meist? Wie verläuft er?)	
3.2 Auf welcher Seite ist der Migräneanfall lokalisiert?	a. immer oder fast immer rechts
	b. immer oder fast immer links
	c. wechselnd
	d. auf beiden Seiten gleichmäßig

Unerlässlich: Das kann die Schulmedizin tun | **Behandlung** ▶

CHECKLISTE

3.3 Ist Ihnen dabei übel?	a. nein, nie
	b. ja
	c. selten
3.4 Müssen Sie sich während des Anfalls übergeben?	a. nein, nie
	b. ja
	c. selten
3.5 Welche Begleiterscheinungen treten noch auf?	
3.6 Wie viele Anfälle haben Sie durchschnittlich im Monat?	
3.7 Was tun Sie im Anfall, das heißt was nehmen Sie ein? Wie viel?	
3.8 Wie viele Tabletten bzw. Zäpfchen brauchen Sie etwa im Monat?	
3.9 Kann etwas den Anfall auslösen? Was?	

4 Anderweitige Krankheiten

4.1 Haben oder hatten Sie (es kann schon in der Kindheit gewesen sein) eine Erkrankung der Stirnhöhle, der Kieferhöhle, der Ohren? Bei Ohrringen – waren die Einstichstellen mal entzündet oder vereitert?	
4.2 Hatten Sie Angina oder sind die Mandeln herausgenommen, wurden Ihnen die Polypen entfernt?	
4.3 Haben Sie Stiftzähne, sind Zähne überkront? Was ist mit den Weisheitszähnen? Hatten Sie eine Wurzelspitzenresektion?	
4.4 Ist Ihre Schilddrüse in Ordnung?	
4.5 Hatten Sie eine Gallen-, Blinddarm-, Magen-, Unterleibsoperation?	
4.6 Sonstige Operationen?	
Haben Sie Narben am Kopf (auch ganz alte)?	

Die ganzheitliche Migränebehandlung

CHECKLISTE

Haben oder hatten Sie Wadenkrämpfe oder Kribbeln in Händen oder Füßen?		
Haben Sie oft kalte Hände oder Füße?	nein	ja
Haben Sie Magen- oder Herzbeschwerden?	nein	ja
Haben Sie abbrechende oder splitternde Fingernägel?	nein	ja
»Frauenfragen«		
Nehmen Sie die Pille?	nein	ja
War Ihre Regel vor Einnahme der Pille sehr stark?	nein	ja
Gab es dabei Schmerzen in Rücken, Bauch oder Kopf?		
Hatten Sie schon einmal eine Fehlgeburt?	nein	ja
Ernährung und Verdauung		
Haben Sie manchmal einen Heißhunger auf Süßes?	a. nein	
	b. selten	
	c. ja	
Wie ist Ihr Stuhlgang?	a. jeden Tag normal	
	b. leicht oder stark verstopft	
	c. oft Durchfall	
Seelische Balance		
Wie ist Ihre Stimmung?	a. ausgeglichen	
	b. oft erregt	
	c. oft niedergeschlagen	
	d. viel Angst	
Bisherige Behandlungen		
Welche Migräne-Behandlungen wurden bisher mit welchem Erfolg durchgeführt?		
Sonstige Bemerkungen		

Welche weitergehenden Untersuchungen sind erforderlich?

Migräne macht nicht nur Schmerzen, sondern auch Angst. So befürchten mehr als die Hälfte aller Migränepatienten, dass Sie einen Hirntumor haben. Doch diese Angst ist meist unbegründet: Bei einer röntgenologischen Untersuchung von australischen Migränepatienten wurde erst bei dem 1 153sten Patienten ein Hirntumor nachgewiesen. Das heißt: 1 152 Patienten wurden unnötigerweise einer Strahlenbelastung und damit einem potenziell erhöhten Krebsrisiko ausgesetzt – einmal ganz davon abgesehen, dass eine Röntgenaufnahme auch nicht »für umsonst« zu haben ist.

Wie häufig sind nun wirklich weitergehende Untersuchungen angebracht?

Ganz sicher kann man sich Derartiges sparen, wenn die Migräne erblich bedingte Komponenten hat: Wer sich an Migräneanfälle der Mutter erinnert und es bei ihr/ihm selbst keine weiteren Auffälligkeiten gibt, reicht das aus.

- Nur beim Verdacht auf andere Kopfschmerzursachen – und das ist nur bei etwa fünf Prozent der Migränepatienten der Fall – sollte ein Computertomogramm (= CT: Röntgen in Schnittebenen) durchgeführt werden. Damit lassen sich die meisten der Kopfschmerzursachen (etwa Blutungen, Tumore, Gefäßmissbildungen und anderes) ausschließen bzw. bestätigen. Noch seltener ist eine Magnetresonanztomographie (= MRT) angebracht.
- Bei etwa einem Drittel aller Migränepatienten werden Veränderungen im Elektroencephalogramm (= EEG: Aufzeichnung der Hirnströme) gefunden, die aber weder diagnostisch noch therapeutisch von Bedeutung sind. Deshalb ist diese Untersuchung ebenfalls nur selten erforderlich.

Welche Hinweise geben die Laborwerte?

Tritt keine Besserung durch die anfängliche Behandlung ein, kann Ihr Arzt über eine Blutabnahme weitere hilfreiche Informationen erhalten: Vom Labor wird er die in der Tabelle aufgeführten Bestimmungen durchführen lassen: Die Übersicht zeigt Ihnen, welche Bedeutung diese Werte für die Migräne haben können:

Die ganzheitliche Migränebehandlung

WISSEN

Was sagen die Laborwerte aus?

Laborwert	Bedeutung für die Migräne und einfache Gegenmaßnahmen
Zu wenig Zucker im Blut (Verdacht auf Hypoglykämie)	Potenzieller Migräneauslöser. Erfordert eine Ernährungsumstellung (Hypoglykämie, siehe Seite 74). – Bei Verdacht auf Hypoglykämie sollte der Glukosetoleranztest* durchgeführt werden.
Hämatokrit erhöht	Potenzieller Migräneauslöser. Das Blut ist zu dick, unter anderem die Sauerstoffversorgung reduziert. – Gegenmaßnahmen: mehr Wasser trinken (!); eventuell kleinere Aderlässe.
Zahl der weißen Blutkörperchen (Leukozyten) erhöht	Hinweis auf eine Entzündung, erfordert weitergehende Diagnostik.
Zahl der eosinophilen Blutkörperchen erhöht	Hinweis auf eine allergische Veranlagung, deren Bedeutung bei der Migräne zwar noch umstritten ist, die aber migränefördernd wirken kann.
Zahl der Blutplättchen (Thrombozyten) erhöht	... dann treten Migräneanfälle schneller bzw. intensiver auf. – Gegenmaßnahme: zum Beispiel Kohlendioxidinsufflation (siehe Seite 142).
Histamin erhöht Vitamin B_6	Potenzieller Migräneauslöser. Bei Verdacht auf eine Histamin-Unverträglichkeit: zusätzliche Bestimmung des Vitamin-B_6-Spiegels. – Gegenmaßnahmen: histaminarme Ernährung, kein Alkohol, ausreichend Vitamin B_6.
Cholesterin erhöht	Eine Cholesterinerhöhung behindert die Sauerstoffabgabe und kann damit die Migräne fördern. – Gegenmaßnahme: Cholesterin senken.
Magnesium erniedrigt	Potenzieller Migräneauslöser (siehe Seite 112).
Kalium erniedrigt	... kann Noradrenalin erhöhen und damit unter anderem einen Anfall auslösen. – Gegenmaßnahmen: oft Magnesium. Nur bei Misserfolg ist die Kaliumgabe unter ärztlicher Kontrolle angebracht.
Kalzium erniedrigt	... führt zu erhöhter Erregbarkeit. Auch hier hilft oft die Gabe von Magnesium. Nur wenn das nicht ausreicht, sollte Kalzium genommen werden.

WISSEN

Laborwert	Bedeutung für die Migräne und einfache Gegenmaßnahmen
Eisen erniedrigt	Führt zu vermindertem Sauerstofftransport. Eisen sollte dann vorsichtig normalisiert werden. Bei Frauen kann ein niedriger Eisenwert auch durch eine zu starke Regel ausgelöst werden, deren Ursache wiederum oft ein Magnesiummangel ist.

* Glukosetoleranztest: Nach dem Trinken einer Traubenzuckerlösung wird im Stundenabstand der Blutzucker bestimmt. Zu hoher Anstieg = Diabetes, zu rascher Abfall = Hypoglykämie

Der naturheilkundliche Arzt ergänzt das Spektrum

Der Migränepatient wird vor allem dann zu einem naturheilkundlichen Arzt gehen, wenn die Selbstbehandlungsmethoden nicht helfen, wenn er aber keine langfristige Medikamenteneinnahme wünscht. Dann sind Methoden wie Akupunktur, Ultraviolettbestrahlung des Blutes (UVB) oder die Kohlenstoffdioxidinsufflation (KI) sinnvoll. Zunächst einmal kann er aber viele Hinweise zur erweiterten Selbstbehandlung geben.

Die Rolle des naturheilkundlichen Arztes bei der Prophylaxe

Auch in der Diagnostik und Behandlung spezieller migränefördernder Besonderheiten kann der naturheilkundliche Arzt hilfreich sein. Während kalte Hände und Füße, Brusthochatmung oder ein Beckenschiefstand für die meisten Ärzte ohne Bedeutung sind, weiß er um die negativen Auswirkungen solcher Besonderheiten und kann mit seinen Methoden eine Verbesserung erreichen.

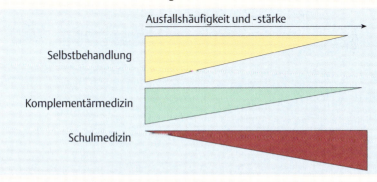

▲ Sinnvoller Einsatz der drei Behandlungsmethoden zur Verhütung weiterer Migräneanfälle

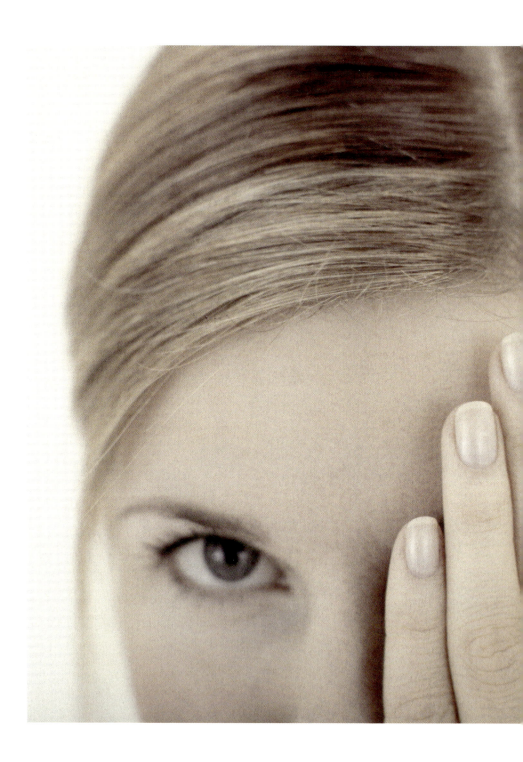

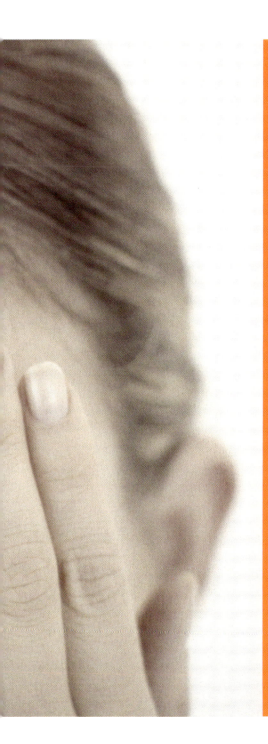

Selbstbehandlung: Migräneauslöser erkennen und vermeiden

Der Migräne den Nährboden entziehen – schon der erste Schritt Ihres Behandlungskonzeptes trägt viel Gewicht. Und hier sind SIE gefragt: Welche Ihrer jetzigen Lebensumstände begünstigen die Migräne? Und was können Sie tun, um an diesen Lebensumständen etwas zu ändern?

Selbstbehandlung: Migräneauslöser erkennen und vermeiden

Warum die Vermeidung von Migräneauslösern so wichtig ist!

Im Allgemeinen messen die Migräneexperten den Migräneauslösern nicht viel Bedeutung bei. Dass es sich aber lohnt, dieser Thematik viel mehr Aufmerksamkeit zu widmen als bisher üblich, zeigt zum Beispiel eine Untersuchung des englischen Migräneforschers Blau, der nachweisen konnte, dass die Vermeidung von Migräneauslösern das Auftreten von Anfällen ganz wesentlich vermindern kann. Er befragte 23 Migränepatienten, welche Auslöser bei ihnen zu Migräneanfällen führen. Dabei gaben alle Patienten zusammen 97 Auslöser an. Durch zusätzliche Fragen konnten noch weitere 30 Auslöser ans Licht gebracht werden.

Wenn die Patienten diese Auslöser vermieden, verringerte sich bei 19 der 23 Befragten die Anzahl ihrer Migräneanfälle von durchschnittlich zwei auf einen pro Monat. Zusätzlich hatte die konsequent durchgeführte »Vermeidungsstrategie« aber auch positive Auswirkungen auf den verbliebenen Anfall: Die meisten gaben an, dass dieser schwächer war und die eingenommenen Medikamente eine bessere Wirkung zeigten.

Was denken Sie: Wäre die Reduzierung der Anfälle um 50 Prozent inklusive einer Abschwächung der verbliebenen Anfälle nicht schon ein beachtliches Ergebnis?

Warum nicht jeder Auslöser zu einem Anfall führt ...

Migräneauslöser zu kennen ist eine Sache – doch warum führt ein und derselbe Migräneauslöser einmal zu einem schlimmen Anfall ... und hinterlässt ein anderes Mal kaum Spuren im Migränekalender? Das lässt sich dadurch erklären, dass es beim Thema »Migräneauslöser – Migräneanfall« kein »Wenn – dann« gibt. Vielmehr fallen verschiedene auslösende Faktoren ins Gewicht, und wenn diese zusammen die »Kopfschmerzwaage« aus der Balance bringen, steht der nächste Anfall vor der Tür.

Warum die Vermeidung von Migräneauslösern so wichtig ist! **Selbstbehandlung**

Welche Auslöser stehen auf Ihrer Liste?

Kennen Sie Ihre Auslöser? Kreuzen Sie ganz spontan an, welche Situationen und Lebensbedingungen schon einmal zu einem Migräneanfall geführt haben.

CHECKLISTE

1. Stress ☐	9. Zigarettenrauch ☐	17. Alkohol ☐
2. Entspannung nach Stress ☐	10. Schlaf (zu wenig) ☐	18. Nahrungsmittel (verschiedene) ☐
3. Angst ☐	11. Schlaf (zu tief) ☐	19. Kochsalz (zu viel) ☐
4. Menstruation ☐	12. Schlafrhythmus (Störungen) ☐	20. Flüssigkeitszufuhr (zu wenig) ☐
5. Pille ☐	13. Anstrengung (ungewohnt) ☐	21. Aspartam (Süßstoff) ☐
6. Wetterwechsel ☐	14. Medikamente ☐	22. Licht: starke Lichtreize ☐
7. Temperaturschwankungen ☐	15. Verspannungen ☐	
8. Gerüche ☐	16. Fasten, Auslassen einer Mahlzeit, Unterzuckerung ☐	

Unterschiedliche Migräneempfindlichkeit

Bei jedem Migränepatienten wirken Migräneauslöser zu verschiedenen Zeitpunkten unterschiedlich stark. So kann bei den meisten Betroffenen einen Tag nach einem Anfall auch ein starker Migräneauslöser keinen Anfall provozieren. Danach steigt die Empfindlichkeit wieder an und erreicht zu einer bestimmten Zeit seinen Zenit. Diesen Zeitpunkt zu kennen ist sehr wichtig für die Vermeidung! Bei Frauen mit menstruell ausgelöster Migräne liegt dieser meist zwei Tage vor der Regel.

Die unterschiedliche Migräneempfindlichkeit ist der Grund dafür, warum nicht alle Migränepatienten auf einen Migräneauslöser mit einem Anfall reagieren. Wenn genügend Migräneauslöser zusammenwirken (von denen wir annehmen, dass sie sich im Stoffwechsel durch eine Erhöhung des Noradrenalinspiegels äußern), dann reicht auch eine geringe Migräneempfindlich-

Selbstbehandlung: Migräneauslöser erkennen und vermeiden

PRAXIS

Migränetagebuch und Auslöserliste gehören zusammen ...

In Ihrem Alltag gibt es Zeiten, in denen Sie empfindlicher oder weniger empfindlich auf Migräneauslöser reagieren. Und so wie Ihr Lebensrhythmus Ihre persönliche Note hat, sind auch die Zeiten verschiedener »Auslöser-Empfindlichkeiten« nur Ihnen am besten bekannt. Unter anderem deshalb spielt Ihr Migränetagebuch bei der Selbstbehandlung eine so große Rolle! Ergänzen Sie deshalb Ihr Migränetagebuch um die »Auslöser«-Checkliste (siehe Kapitel 3).

keit, um einen Anfall auszulösen. Ist die Migräneempfindlichkeit hingegen stark erhöht, dann reicht bereits eine minimale Menge des Auslösers (zum Beispiel ein kleines Glas Rotwein), um den Migräneanfall einzuleiten.

Unterschiedliche Intensität des Migräneauslösers

Wichtig ist auch die Intensität des Migräneauslösers. Es ist sicherlich ein Unterschied, ob vor dem Haus der Presslufthammer seit drei Stunden tätig ist oder der Nachbar seit kurzem seine Lieblingsplatten in etwas erhöhter Zimmerlautstärke genießt – oder ob Sie nur ein Gläschen oder eine Flasche Rotwein zu sich nehmen!

Zusätzliche Migräneauslöser erhöhen die Anfallswahrscheinlichkeit

Es ist ebenfalls ein Unterschied, ob Sie abends nur ein Gläschen Weißwein trinken oder ob Sie in einer verräucherten (potenzieller Migräneauslöser 1) Kneipe erst ein Brot mit altem Käse (potenzieller Migräneauslöser 2) essen, dann ein Glas Rotwein trinken (potenzieller Migräneauslöser 3) und sich wegen des Ärgers im Betrieb (potenzieller Migräneauslöser 4) mit einer Tafel Schokolade (potenzieller Migräneauslöser 5) trösten.

Auch entgegengesetzte Einflüsse können den Anfall auslösen

Nicht einfach zu verstehen ist, dass entgegengesetzte, physiologisch wirksame Einflüsse bzw. körperliche Zustände bei ein und derselben Person die Migräne verursachen können: Wärme und Kälte, Gefäßverengung und Gefäßerweiterung, Stress, aber auch die Entspannung nach einem Stress können Auslöser sein. Doch alles führt zu einer Noradrenalinerhöhung – wenn auch auf unterschiedliche Weise.

Erhöhte Sensibilität gegenüber Migräneauslösern

Die Erhöhung des Noradrenalinspiegels allein erklärt Migräneanfälle nicht – jeder Mensch hat zeitweilig Noradrenalinerhöhungen, ohne dass es deswegen zum Migräneanfall kommt. Von Migräne Betroffene können deshalb davon ausgehen, dass sie eine zusätzliche, wahrscheinlich ererbte Migräneempfindlichkeit haben.

Wenn Sie Ihre Migräneauslöser kennen und vermeiden, haben Sie schon einiges dafür getan, damit der nächste Anfall erst gar nicht kommt. »Vermeidung« ist bei manchen Auslösern ganz einfach – auf bestimmte Lebens- und Genussmittel kann man verzichten, auch wenn es zunächst schwer fällt. Das Ausschalten anderer Auslöser erfordert hingegen von Ihnen eine Verhaltensänderung oder/und ein Dazulernen, zum Beispiel die konsequente Anwendung von Entspannungstechniken. Wie Sie solche Auslöser vermeiden und damit Anfälle verhüten können, erfahren Sie »en détail« in den nächsten Kapiteln.

Migräneauslöser von A–Z

Diese Auflistung erhebt nicht den Anspruch auf Vollständigkeit. So können auch Lebensmittel wie zum Beispiel reife Käsesorten oder bestimmte Gewürze wie Muskatnuss bei dem einen oder anderen zum Anfall führen. Die hier aufgeführten Migräneauslöser sind die häufigsten. Überprüfen Sie mithilfe Ihres Migränekalenders, welche davon auch ihre persönlichen Auslöser sind. Haben Sie weitere Auslöser in Verdacht, bedenken Sie: Die Auslösersuche ist immer auch ein Stück weit ein Selbstversuch.

Migräneauslöser mit	Vermeidung der Migräne	Lesen Sie hier weiter ...
A		
Alkohol	– Meiden Sie Alkohol ganz allgemein. Achten Sie auf tageszeitliche Unterschiede bei der Verträglichkeit.	
Angst	Als Migräneauslöser ist Angst mindestens so bedeutsam wie Stress. – Entspannung, Sport, Abhärtung, Magnesium, Psychotherapie, Medikamente nur bei Therapieresistenz.	Entspannung: siehe S. 98 Sport: siehe S. 110 Abhärtung: siehe S. 57 Magnesium: siehe S. 112

Selbstbehandlung: Migräneauslöser erkennen und vermeiden

Migräneauslöser mit	Vermeidung der Migräne	Lesen Sie hier weiter ...
Anstrengung (ungewohnte)	Körperliche ungewohnte Anstrengung oder Sport vor allem nach Inaktivität kann zur Migräne führen. – Vernunft siegt über Ehrgeiz! Allmähliches Auftrainieren grade bei langer Trainingspause.	Sport: siehe S. 110
Aspartam (Süßstoff)	– Meiden Sie Aspartam (zum Beispiel auch in Kaugummi).	
E		
Entspannung nach Stress	Für die Migräneforscher Auslöser Nr. 1. Vermindern Sie starken Erregungsabfall zwischen Woche und Wochenende durch: – Entspannung. – Stressvermeidung in der Woche (wenn möglich). – Einen gleichbleibenden Lebensrhythmus (zum Beispiel zur gleichen Zeit aufstehen und zu Bett gehen, ähnlich gesund (!) wie in der Woche essen und trinken).	Zeitplanung, Ärgerprophylaxe: siehe S. 108 Entspannung: siehe S. 98
F		
Fasten, Auslassen einer Mahlzeit, Unterzuckerung	Das schnelle Absinken des Blutzuckers und weitere fastenbedingte Störfaktoren können migräneauslösend wirken. – Auf regelmäßige Mahlzeiten achten, vor allem Frühstück (!) und Mittagessen, regelmäßige kleine Zwischenmahlzeiten einplanen (zum Beispiel Apfel, Möhre, Knäckebrot). – Möglichst keine Süßigkeiten. – Weitere Maßnahmen: Magnesium, Überprüfung, ob Darmpilze vorliegen.	Hypoglykämie: siehe S. 74 Zucker: siehe S. 74 Magnesium: siehe S. 112
Flüssigkeitszufuhr (zu wenig)	– Ausreichend und regelmäßig Wasser trinken!	Wasser: siehe S. 126

Migräneauslöser mit	Vermeidung der Migräne	Lesen Sie hier weiter ...
G		
Gerüche	– Migräneauslösende Gerüche meiden (Migränekalender)	Migränekalender: siehe S. 46
K		
Kochsalz (zu viel)	– Vermeidung einer plötzlichen hohen Salzaufnahme zum Beispiel durch Essen eines ganzen Beutels Salzstangen, Chips etc.	
L		
Licht: starke Lichtreize	Lichtintensitäten wie das Sonnenlicht, aber auch Flutlicht, Beleuchtungseinrichtungen zum Beispiel beim Fotografen oder auf der Theaterbühne stellen einen starken Reiz dar. – Sonnenschutz (Sonnenbrille, -hut), Siesta während der Mittagshitze.	
M		
Medikamente (zum Beispiel Koffein, Indometazin, Nifedipin, Reserpin, Nitroglyzerin)	– Nur in Absprache mit dem Arzt Austausch mit anderen Medikamenten oder weglassen.	
Menstruation	Für Migränepatientinnen der zweithäufigste Auslöser. Psyche und Ernährung haben einen wesentlichen Einfluss auf die menstruelle Migräne. – Entspannungsmethoden, veränderte Ernährung (in Absprache mit dem Frauenarzt. Er kann Ihnen zusätzlich Magnesium und Vitamin-B_6-Präparate verschreiben.	

Selbstbehandlung: Migräneauslöser erkennen und vermeiden

Migräneauslöser mit	Vermeidung der Migräne	Lesen Sie hier weiter ...
N		
Nahrungsmittel	Es konnte gezeigt werden, dass Migränepatienten, die durch Nahrungsmittel Migräneanfälle bekommen, anders auf bestimmte Stoffe wie zum Beispiel Tyramin (in Käse) reagieren als Patienten, die durch Nahrungsmittel keine Anfälle bekommen. – Wenn Sie von einem Nahrungsmittel sicher sagen können, dass es bei Ihnen Migräne auslöst, sollten Sie es für längere Zeit weglassen (Migränetagebuch). – Verdächtige Lebensmittel sind u. a.: Kaffee, Tee, Zucker, Zitrusfrüchte, Schokolade.	Migränetagebuch: siehe S. 46
P		
Pille	– Wechsel der Pille, andere Verhütungsmethode, durchgehende Gabe der Pille. – Bei Migräne, die nach dem Absetzen der Pille aufgetreten ist, kann Ihr Arzt Ihnen Östrogene als Tablette oder Pflaster verschreiben.	Migräne und Pille: siehe S. 201
S		
Stress	Für die meisten Migränepatienten die Nr. 1 unter den Migräneauslösern. – Stressprophylaxe, Entspannungsübungen, Abhärtung mit kaltem Wasser, Sport, Magnesium.	Stressprophylaxe/ Entspannung: siehe S. 98 Abhärtung: siehe S. 57 Sport: siehe S. 110 Magnesium: siehe S. 112

Migräneauslöser mit	Vermeidung der Migräne	Lesen Sie hier weiter ...
Schlaf (zu tief)	Besonders tiefer Schlaf kann auf eine besonders hohe Menge an Noradrenalin (physiologische Funktion: unter anderem Förderung der Schlafbereitschaft) im Blut hinweisen. – Sprechen Sie mit Ihrem Arzt ab, ob die Einnahme von Imipramin (verhindert ein allzu tiefes und langes Absinken in die Tiefschlafphase) für Sie sinnvoll ist.	Noradrenalin und Migräne: siehe S. 35
Schlaf (zu wenig)	Bei den meisten Erwachsenen liegt dieses durchschnittliche Schlafbedürfnis zwischen 6 und 8 Stunden. – Testen Sie Ihr individuelles Schlafbedürfnis aus. – Achten Sie auf regelmäßigen Schlaf. – Überprüfen Sie, bei welcher Schlafdauer Sie die geringste Migränebereitschaft zeigen (Migränekalender).	Migränekalender: siehe S. 46 Lebensrhythmus: siehe S. 78
Schlaf (zu viel)	– Achten Sie auf regelmäßigen Schlaf. Halten Sie in Ihrer Freizeit (am Wochenende, im Urlaub) Ihren bewährten Rhythmus mehr oder minder ein. – Überprüfen Sie, bei welcher Schlafdauer Sie die geringste Migränebereitschaft zeigen (Migränekalender).	Migränekalender: siehe S. 46 Lebensrhythmus: siehe S. 78
T		
Temperaturschwankungen	Man kann dem Körper beibringen, dass er den Wechsel von Kalt und Warm besser erträgt. – Abhärtung, auch durch Sport, Entspannung, Magnesium.	Entspannung: siehe S. 98 Abhärtung: siehe S. 57 Sport: siehe S. 110 Magnesium: siehe S. 112

Selbstbehandlung: Migräneauslöser erkennen und vermeiden

Migräneauslöser mit	Vermeidung der Migräne	Lesen Sie hier weiter ...
V		
Verspannungen	Vor allem verspannte Muskeln im Kopf- und Halsbereich wirken migränefördernd. – Entspannung, Magnesium, Dehnung, Akupunktur oder PUTENS, Neuraltherapie.	Entspannung: siehe S. 98 Magnesium: siehe S. 112 Streckung der HWS: siehe S. 173 Akupunktur oder PUTENS: siehe S. 138, 90 Neuraltherapie: siehe S. 145
W		
Wetterwechsel	Das Wetter als Migräneauslöser hat bei den Migränepatienten Listenplatz Nr. 3. – Verhütung: Abhärtung, Sport, Entspannung, Magnesium.	
Z		
Zigarettenrauch	Sie sind Raucher? Hören Sie auf mit dem Rauchen! – Suchen Sie sich so viel Unterstützung wie möglich: Raucherentwöhnungsgruppe (Krankenkasse, VHS und anderes), Nikotinpflaster (Sprechen Sie mit Ihrem Arzt). Vermeiden Sie Situationen, in denen Sie zum Rauchen animiert werden. Belohnen Sie sich in regelmäßigen Abständen für »rauchfreie Zeiten«. Sind sie Passivraucher? – Vermeiden Sie Anlässe und Räumlichkeiten, bei/in denen geraucht wird.	

Beseitigung migränefördernder Besonderheiten

Neben ausgesprochenen Auslösern kann manch andere körperliche oder auch seelische Befindlichkeit Migräne fördern – ohne dass ein Zusammenhang offensichtlich sein muss. Auch in der Praxis hat sich ein zweiter Blick auf diese migränefördernden Besonderheiten schon oft als hilfreich erwiesen.

Balance wiederherstellen

Migräne ist in vielerlei Hinsicht eine Frage des Gleichgewichts. Körperlichen Ungleichgewichten auf die Spur zu kommen und sie zu beheben, kann schon viel Standfestigkeit gegenüber dem nächsten möglichen Anfall bringen.

Chronische Verspannungen

Bei unseren Untersuchungen konnten wir feststellen, dass Muskelverspannungen im Kopf-Nackenbereich viel häufiger als bei Kontrollpersonen auftreten (Druckpunkte: siehe Seite 146). Muskelverspannungen lassen sich durch Massagen und durch Neuraltherapie lösen (siehe Seite 145).

Wärmehaushaltsstörungen

Viele Migränepatienten haben häufig Wärmehaushaltsstörungen, vor allem kalte Füße. Das Wärmedefizit ließe sich durch den postulierten Noradrenalinmangel mit unzureichender Wärmeproduktion erklären.

Maßnahme 1: Physiotherapie

Die Physiotherapie, vor allem die verschiedenen Methoden der Hydrotherapie (siehe auch Seite 171) können zu einer dauerhaften Erhöhung der Hauttemperatur führen. – Auch eine Manualtherapie von Kopfgelenksblockierungen wirkt bei etwa 60 Prozent der Migränepatienten regulierend auf den Wärmehaushalt.

Maßnahme 2: zum Beispiel Autogenes Training

Kalte Hände und Füße können auch mit Autogenem Training, Progressiver Relaxation, Biofeedback, Magnesium oder PUTENS behandelt werden. Wenn man die drei Punkte des Trigonums (Elektri-

Selbstbehandlung: Migräneauslöser erkennen und vermeiden

sche Akupunktur, siehe Seite 90) für einige Sekunden drückt, kommt es oft ebenfalls zu einer Verbesserung.

Verstopfung

Nach unseren Erfahrungen wird die Migräne schon besser, wenn der Stuhlgang normalisiert wird. – Migränepatienten leiden häufiger als gesunde Kontrollpersonen unter Verstopfung. Dies kann folgende Ursachen haben:

- Verminderter Serotoninspiegel. Die Darmbewegung ist unter anderem von der Höhe des Serotoninspiegels im Blut abhängig. Bei Migränepatienten tritt eine Serotonin-Mangelsituation im Intervall zwischen den Anfällen auf.
- Brusthochatmung. Viele Migränepatienten ziehen bei jedem Atemzug den Brustkorb hoch. Damit entfällt nicht nur die anregende Durchbewegung der Därme, es werden auch viele Halsmuskeln überlastet.
- Elektrolytstörungen. Nach der Mayr-Theorie (siehe Seite 138) werden gerade bei Verstopfung schädliche Stoffe vermehrt vom Darm aufgenommen und ins Blut abgegeben. Nicht selten sind dann Kopfschmerzen, Depressionen und andere Störungen die Folge.

Maßnahme 1: Magnesium

Magnesium ist ein wirksames Mittel gegen Verstopfung – Durchfall ist aber zu vermeiden, da der Durchfall mögliche Elektrolytstörungen noch verstärkt.

Maßnahme 2: Ernährung, Bewegung, Entspannung

Bei Verstopfung ist natürlich auch auf eine entsprechende Ernährung, auf mehr Bewegung (die sich auch auf die Migräne positiv auswirkt), auf Entspannung (zum Beispiel Autogenes Training) und auf ausreichende Flüssigkeitszufuhr zu achten.

Untergewicht, Übergewicht, Diäten

Nach meinen Erfahrungen sind Menschen mit Migräne eher schlank. Dabei ist unklar, ob das geringere Gewicht eine Ursache oder Folge der Migräne ist. In vielen Fällen kann man davon ausgehen, dass das im Vergleich zum »Durchschnittspatienten« geringere Gewicht eine Folge der Migräne ist, da die Patienten ja oft mehrere Tage im Monat nichts essen können. So hatten wir Patientinnen, die nach einem weitgehenden Verschwinden der Migräneanfälle an Gewicht zunahmen.

Auf der anderen Seite ist das Gewicht die wichtigste Grundlage für extreme Reaktionstypen.

- Untergewicht. Da vor allem der schlanke (asthenische) Reaktionstyp zur Migräne und anderen anfallsartigen Beschwerden neigt, ist dem geringen Gewicht eine migräneverstärkende Bedeutung zuzumessen. Tatsächlich berichteten einige Patientinnen, dass nach einer Gewichtszunahme Intensität und Häufigkeit der Migräne abgenommen hätten.

- Übergewicht und Diätkuren. Es gibt auch einige Migränepatientinnen mit erheblichem Übergewicht. Bei diesen Patientinnen sind oft auch noch Hormonstörungen zu finden. Bei Diätkuren zur Gewichtsabnahme kommt es nicht selten zu Unterzuckerungen und zu Vitaminmangelerscheinungen, die Migräneanfälle auslösen können. Da diese Kuren auf die Dauer nichts bringen, sondern oft nach dem Aufhören noch zu einem Gewichtsanstieg führen, ist besonders Migränepatienten davon abzuraten.

Maßnahme: Fastenkur
Hervorragende Ergebnisse kann man bei diesen Patientinnen mit einer Mayr-Kur (siehe Seite 138) erzielen!

Menstruationsbeschwerden: Prämenstruelles Syndrom
Zahlreiche Frauen leiden vor der Regel unter einer Vielzahl von Beschwerden: Schlaflosigkeit, Übererregbarkeit, Verstopfung, geblähter Leib, Durst, Flüssigkeitsansammlungen, krampfartige Unterleibsbeschwerden, Depressionen, Kopfschmerzen. Für Migränepatientinnen kann zu diesem so genannten Prämenstruellen Syndrom (PMS) zusätzlich noch eine erhöhte Neigung zur Migräne hinzukommen.

Welcher Zusammenhang besteht zwischen dem PMS und Migräne?
Bei unseren Untersuchungen gaben Migränepatientinnen an, dass sie häufiger als kopfschmerzfreie Kontrollpatientinnen schmerzhafte oder verlängerte bzw. verstärkte Regelblutungen haben. Diese Störungen lassen sich über einen Mangel an Magnesium erklären.

Maßnahme 1: Ernährungsumstellung.
Folgende Ernährungsempfehlungen können beim PMS wirksam sein. Alternativ oder zusätzlich können Sie auch Agnus-castus-Präparate einnehmen.

Ernährungsempfehlungen

Empfehlenswert
- wenig Fleisch
- wenig tierisches Fett
- viel Fisch
- kein Zucker
- viel Ballaststoffe
- dunkelgrünes Blattgemüse und Nüsse

Melden Sie in der Woche vor der Regel
- Kaffee
- Tee
- Kochsalz

Maßnahme 2: Ernährungsergänzung.
Magnesium, Kalzium, Vitamin D und Omega-3-Fettsäuren sind hier von Bedeutung.

Selbstbehandlung: Migräneauslöser erkennen und vermeiden

WISSEN

Was Blutwerte verraten können ...

Sie ist, was sie isst! Dieser Zusammenhang scheint auch für das PMS von besonderer Bedeutung zu sein. So wurde festgestellt, dass Frauen mit prämenstruellen Beschwerden
- 275 % mehr Zucker (!),
- 78 % mehr Natrium (in Kochsalz),
- 77 % weniger Mangan
- 53 % weniger Eisen und
- 52 % weniger Zink über die Nahrung zu sich nahmen als Frauen ohne solche Beschwerden.

Auch wenn noch nicht endgültig geklärt ist, ob diese ungünstigen Blutwerte ausschließlich auf eine Fehlernährung zurückgehen oder ob Stoffwechselstörungen ebenfalls eine Rolle spielen: Die Selbstbehandlerin mit prämenstruellen Beschwerden beziehungsweise prämenstrueller Migräne überprüft und verändert ihr Ernährungsverhalten. Allein das kann bereits zu einer Verbesserung führen.

- Magnesium. Auch bei dem PMS hat sich eine dauerhafte Behandlung mit Magnesium bewährt (siehe Seite 112).
- Kalzium/Vitamin D. Eine amerikanische Veröffentlichung berichtet über gute Erfolge mit einer Kombination von täglich 1200 mg Kalzium und 1600 IE Vitamin D.
- Eine umfassende Vitamin- und Mineralstoffsubstitution (siehe Seite 120).
- Omega-3-Fettsäuren (siehe Seite 123). In letzter Zeit wurde mir mehrfach berichtet, dass Migränepatienten nach der langfristigen Einnahme von Omega-3-Fettsäuren keine Migräne mehr hatten.

Maßnahme 3: Entspannung

Das PMS bringt körperliche Veränderungen mit sich, die auf die Psyche rückwirken und so die Migränebereitschaft erhöhen. Parallel zur Ernährungsumstellung bzw. -ergänzung sind alle Maßnahmen hilfreich, die die Entspannung fördern (zum Beispiel Autogenes Training; siehe Seite 98).

Erhöhtes Cholesterin

Ein Teil der Migränepatienten hat erhöhte Cholesterinwerte. Da es Hinweise gibt, dass Cholesterin den Übergang von Sauerstoff ins Gehirn behindert und dass es die Verklumpung von Blutplättchen mit Freisetzung migränefördernder Stoffe verstärkt, sollten die Cholesterinwerte normalisiert werden. Inzwischen belegen auch einige Studien, dass die Reduzierung eines erhöhten Cholesterins zu einer Besserung der Migräne führt.

Maßnahme 1: Entspannung, Bewegung

Zunächst einmal sollte man alle natürlichen Möglichkeiten der Cholesterinsenkung nutzen. Da nur circa 10 Prozent des Cholesterins aus der Nahrung stammen und der Rest vom Körper selbst produziert wird, entscheidet die Befindlichkeit wesentlich über den Cholesterinwert: Haben wir ständig Stress, ist er hoch, sind wir entspannt, ist er niedriger. Am wichtigsten ist daher sicher die Entspannung (siehe Seite 98).

Weitere natürliche Möglichkeiten der Cholesterinsenkung sind regelmäßiger Sport oder viel Bewegung.

Maßnahme 2: Ernährung(sergänzung), Naturheilkunde

Ultraviolettbestrahlung des Blutes (siehe Seite 140), Akupunktur (siehe Seite 138), Magnesium, Zink, Vitamin E, Ingwer, Olivenöl und Knoblauch (zumindest, wenn man allein ist).

> **PRAXIS**
>
> **Lieben Sie Knoblauch?**
>
> Knoblauch ist ein wirksamer Cholesterinsenker. Dazu ein Rezept: Schälen Sie eine weiche Avocado und zerdrücken Sie sie. Dazu gibt man vier Knoblauchzwiebeln aus der Knoblauchpresse und würzt alles mit etwas Pfeffer und Salz. Ein gesunder Hochgenuss!

Maßnahme 3: Vermeiden Sie potenzielle Cholesterinerhöher

Natürlich sollten Sie nach Möglichkeit alles meiden, was Cholesterin erhöhen kann: Stress, Angst, Depression und den gewohnten Kaffee. Eine Schilddrüsenunterfunktion und ein Darmpilzbefall muss vom Arzt ausgeschlossen bzw. behandelt werden.

Ernährungsgewohnheiten verändern

Neben einigen Lebensmitteln, die im Verdacht stehen, ein Doppelleben als Migräneauslöser zu führen, sind zwei durchaus wichtige Bestandteile unseres täglichen Speisezettels nachweislich am Migränegeschehen beteiligt: Die beiden Genussmittel Kaffee (& Co.) und Zucker.

Risikopotenzial Koffein

Die meisten Migränepatienten trinken täglich mit Freude ihren Kaffee. Wenn man als Arzt weiß, dass die meisten nicht rauchen und kaum Alkohol zu sich nehmen, ist man geneigt, wenigstens dieses eine, an sich harmlose Genussmittel zu tolerieren – nicht zuletzt auch deswegen, weil ein starker Kaffee

Selbstbehandlung: Migräneauslöser erkennen und vermeiden

> **HINTERGRUND**
>
> ### Der Kaffeetrinker auf Entzug …
>
> Viele Migränepatienten trinken Kaffee wegen ihres niedrigen Blutdrucks. Das wirkt de facto zwar kaum, aber …»Der Kaffee tut ja gut!«. Nur – nach zwei bis drei Stunden ist nicht nur die Wirkung des Kaffees abgeklungen, sondern man »hängt meist noch mehr durch« als vorher. Der direkte Weg ins Mittagstief erfordert einen neuen Kaffee und kann dann sogar in den Migränekopfschmerz führen.

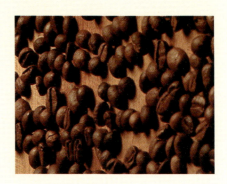

(manchmal mit Zitrone) einen Migräneanfall abfangen kann. Aber es spricht auch einiges gegen das regelmäßige Tässchen …

Der Koffein-Entzugskopfschmerz kann recht schnell und auch schon bei relativ geringen, regelmäßigen Kaffeemengen auftreten. Wie kann man das erklären? Der Körper hat sich an das Koffein gewöhnt und reagiert mit Entzugserscheinungen, die zwar nicht so stark, aber im Prinzip ähnlich denen des Alkohol-, Nikotin- oder Rauschgiftentzugs sind. – Und so ein »Entzugsfall« ist keine Seltenheit. Wer zum Beispiel verreist, muss gelegentlich auf den gewohnte Kaffee verzichten. Wenn dann Kopfschmerz oder Migräne kommt, wer denkt dann schon an den fehlenden Kaffee?

Welche migränehemmenden Wirkungen hat Koffein?

In einer australischen Untersuchung wurden 4558 Personen bezüglich ihres Koffeinverbrauchs und ihres gesundheitlichen Befindens befragt. Dabei zeigte sich, dass mit zunehmendem Koffeingebrauch die Neigung zu Kopfschmerz und Migräne stieg. Dennoch hat Koffein auch Effekte, die für Migränepatienten positiv sein können:

- Koffein erhöht den Serotoninspiegel im Gehirn (Serotonin, siehe Seite 81, 210).
- Koffein verengt die Kopfarterien, die beim Migräneanfall schmerzhaft erweitert sind. Das erklärt zum Teil die schmerzlindernde Wirkung von Kaffee oder Koffein in Tabletten im Migräneanfall.
- Koffein hemmt ein Enzym, das für die verstärkte Freisetzung der schmerzauslösenden Prostaglandine im Migräneanfall verantwortlich ist.

Welche migränefördernden Wirkungen hat Koffein?

Bitte beachten Sie: Koffein ist nicht nur in Kaffee, Tee und Cola, sondern auch in vielen Schmerzmitteln enthalten! Welchen Einfluss schwarzer Tee hat, wissen wir leider nicht. Englische Migräneforscher stufen ihn ähnlich ungünstig wie den Kaffee ein, in meiner Praxis habe ich aber den Eindruck gewonnen, dass schwarzer Tee besser verträglich ist.

- Koffein führt zur verstärkten Magnesium-Ausscheidung und damit häufig zu einem Magnesiummangel (potenzieller Auslöser).
- Koffein erhöht die Ausschüttung des Blutdruckhormons Noradrenalin. Gemeinsam mit anderen Auslösern (zum Beispiel Stress, Lärm usw.) kann dies zum Migräneanfall führen.
- Koffein erhöht zunächst einmal den Blutzucker – man fühlt sich wohl. Der erhöhte Blutzucker führt aber zur überproportionalen Ausschüttung des Blutzuckerhormons Insulin. Die Folge: Nach zwei bis drei Stunden kommt es zur Blutzuckerabsenkung bis zur Unterzuckerung (Hypoglykämie). Diese ist nicht nur sehr unangenehm, sie kann auch Kopfschmerzen oder Migräne auslösen.
- Koffein erhöht die freien Fettsäuren im Blut. Diese Fettsäuren spielen wahrscheinlich auch bei der Migräne eine negative Rolle.
- Manchmal – nicht immer – kann Koffein den Cholesterinspiegel im Blut erhöhen. Erhöhtes Cholesterin scheint auch die Migräne zu begünstigen, und zwar wahrscheinlich durch eine Störung des Sauerstoffaustauschs zwischen Blut und Zellen.
- Kaffee verstärkt, ob wir es merken oder nicht, Angst, Nervosität und Muskelverspannung. Besonders intensiv treten diese Wirkungen bei verstärktem Kaffeegenuss (vier Tassen und mehr) auf. Da auch in vielen Medikamenten noch Koffein enthalten ist, kann es schnell zur Koffein-Überdosierung mit ihren ungünstigen Folgen kommen.
- Verschiedene Migränepatienten weisen eine Histamin-Unverträglichkeit auf. Histamin kann unter anderem auch Migräneanfälle auslösen. Koffein kann diese Histamin-Unverträglichkeit auslösen und verstärken.
- Koffein schwächt die Wirkung von Vitamin B_6 ab, das in mehrfacher Hinsicht gegen die Migräne wirkt.

Maßnahme: Verzichten Sie für ein Vierteljahr auf Kaffee, Tee und andere koffeinhaltige Getränke
Welche Wirkungen des Koffeins kommen bei Ihnen zum Tragen? Um diese Frage zu klären, hilft nur eines: der Selbstversuch. Lassen Sie Kaffee & Co. für ein Vierteljahr weg. Kontrollieren Sie das Ergebnis mithilfe Ihres Migränekalenders, um zu erfahren, welche Bedeutung das Koffein für die eigenen Beschwerden hat. Beachten Sie bei Ihrem Verzicht auf Kaffee Folgendes:

Selbstbehandlung: Migräneauslöser erkennen und vermeiden

- Reduzieren Sie Ihren Kaffeekonsum nicht plötzlich, sondern allmählich und gleichmäßig (zum Beispiel jede Woche eine Tasse weniger).
- Ersetzen Sie die (kreislauf-)anregende Wirkung des Koffeins durch Wasseranwendungen (zum Beispiel kalte Gesichts- und Armgüsse, kurze kalte Tauchbäder, Saunagänge).
- Auch die spezielle Tiefatemtechnik (siehe Seite 106, 158) unter Betonung der Einatmung hat anregende Wirkungen.

Risikopotenzial Zucker

Wenn bei Migränepatienten eine Mahlzeit wegfällt oder auch wenn sie längere Zeit fasten, können dies bedeutende Auslöser für Migräneanfälle sein. Einer Befragung gemäß soll bei 77 Prozent einer größeren Gruppe von Migränepatienten Fasten einem spontanen Migräneanfall vorausgegangen sein. – Wenn auch die Zahl etwas hoch erscheint, so zeigt sie doch, welche Bedeutung diesem Auslöser zuzumessen ist. Migräneauslösend ist hierbei die Unterzuckerung (Hypoglykämie) – ein Faktum, das in der Migränebehandlung bislang noch viel zu selten erkannt und berücksichtigt wird.

Was ist Unterzuckerung?

Die Unterzuckerung (Hypoglykämie) ist das Gegenteil des Diabetes mellitus. Während beim Diabetes der Körper zu wenig wirksames Insulin bereitstellen kann, ist bei der Hypoglykämie zu viel davon vorhanden – die Bauchspeicheldrüse reagiert auf einen schnell ansteigenden Blutzuckerspiegel, zum Beispiel nach Zuckergenuss, mit einer übermäßigen Ausschüttung von Insulin. Dadurch wird der Zucker zu schnell aus dem Blut entfernt – er sinkt unter den normalen Blutzuckerspiegel. In der Folge kommt es zu starkem Appetit auf Süßes und häufig zu zahlreichen psychischen und körperlichen Erscheinungen. Die Intensität dieser Beschwerden hängt davon ab, wie stark, schnell und lang anhaltend der Blutzucker absinkt.

Der Körper reagiert auf dieses Wechselspiel mit einer vermehrten Ausschüttung von Noradrenalin. Das normalisiert zwar den Zucker wieder etwas, aber es treten zusätzlich Herzrasen, Schwitzen, Zittern, Angst ... oder Migräne auf.

Was verursacht Hypoglykämie?

Die häufigste Ursache der Hypoglykämie ist der erhöhte Genuss von Zucker und anderen Kohlenhydraten. Dies wurde schon 1923 vermutet und ist mittlerweile experimentell hinreichend belegt, hat sich aber dennoch bis heute nicht in der Bevölkerung herumgesprochen. Viele merken, dass sie die aus einer Unterzuckerung resultierenden Heißhungeranfälle kurzfristig am besten mit Zucker beseitigen können –

Beseitigung migränefördernder Besonderheiten — **Selbstbehandlung**

Neigen Sie zur Unterzuckerung?

Die genaue Analyse der Erscheinungsbilder der Unterzuckerung ermöglicht es Ihnen, das Problem rechtzeitig zu erkennen und einen Migräneanfall zu verhindern (Maßnahmen: »Wie lassen sich Hypoglykämien vermeiden?« siehe unten).

CHECKLISTE

Allgemeine Kennzeichen

Neigen Sie zu …
- Erregung, Aggressivität, Depression, Stimmungsschwankungen,
- Vergesslichkeit, Konzentrationsstörungen,
- niedrigem Blutdruck, Schwindelgefühl,
- Sehstörungen, Lichtempfindlichkeit,
- kalten Füßen,
- Müdigkeit, Energielosigkeit,
- Muskelschmerzen, Gelenkschmerzen?

2. Unterzuckerung bei gestörter Durchblutungsregulation

Steigern sich diese Erscheinungen zu …
- Schwindel,
- Übelkeit,
- Erbrechen,
- Kopfschmerz und Migräne?

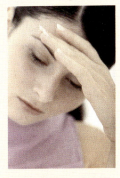

1. Unterzuckerung im Anfangsstadium

Haben Sie öfters …
- Heißhunger, Schwitzen, Zittern,
- Taubheitsgefühle der Lippen, Hände oder Füße,
- Tränen- oder Speichelfluss,
- Schwindel und Durchblutungsstörungen,
- Kältegefühl und Hitzewallungen im Wechsel?

3. Psychische Folgen der Unterzuckerung

Verspüren Sie dann …
- Unruhe, Erregung,
- Depression oder Angst,
- im Anschluss: öfters starke Müdigkeit und Erschöpfung?

und steuern direkt in die nächste Hypoglykämie hinein. Eine weitere Konsequenz dieses Teufelskreises ist die mit dem übermäßigen Zuckerverzehr verbundene, zum Teil erhebliche Gewichtserhöhung – wenn der Magen-Darm-Trakt noch in Ordnung ist.

Warum wir Zucker und Schokolade so lieben …

Was verbinden wir mit Zucker? Die Vorliebe für dieses Kohlenhydrat wurde uns schon in die Wiege gelegt, Ärger

Selbstbehandlung: Migräneauslöser erkennen und vermeiden

WISSEN

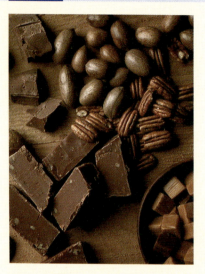

Migräne: Gesundheitliches Risiko von »Schokoholics«

Eine noch stärkere Wirkung als purer Zucker hat Schokolade. Sie enthält neben Zucker (in manchen Schokoladen auch Süßstoff) auch
- anregende koffeinähnliche Stoffe wie zum Beispiel Theobromin,
- das Phenyläthylamin, das die Stimmung wesentlich anheben oder auch Migräneanfälle auslösen kann und
- dem Morphium ähnliche Substanzen.

Diese Stoffe sind die Gründe, warum viele Menschen (»Schokoholics«) nach Schokolade süchtig sind. Doch der Genuss hat unheilvolle Konsequenzen: Leider können alle drei der enthaltenen Stoffe Migräneanfälle auslösen.

oder Schmerzen mit Süßem besänftigt, angepasstes Verhalten damit belohnt. So haben wir neben der angeborenen Vorliebe noch dazugelernt, dass Zucker beruhigt. Da viele Migränepatienten besonders unter Stress leiden, greifen sie daher auch besonders gern zu Süßem.

Nächtliche Hypoglykämie kann direkt in die Migräne führen

Da der Blutzucker vor allem in der Nacht absinkt, ist es verständlich, dass Hypoglykämien vor allem morgens auftreten. Die Patienten sind trotz des Schlafs am Morgen müde und manchmal kommt es dann auch zur Migräne. Auch nach dem Auslassen einer Mahlzeit (vor allem des Frühstücks), nach einer Mahlzeit, nach einer körperlichen ungewohnten Anstrengung oder nach einer seelischen Erregung kann eine Hypoglykämie auftreten.

Wie lassen sich Hypoglykämien vermeiden?

Das wichtigste und einfachste Prinzip, um eine Unterzuckerung zu vermeiden, ist schlicht der weitgehende Verzicht auf Zucker und zuckerhaltige Nahrungsmittel sowie die Verteilung der täglichen Nahrungsmenge auf mehrere kleinere Mahlzeiten – so gelingt es am leichtesten, einen relativ konstanten Blutzuckerspiegel aufrechtzuerhalten. Da Magnesiummangel Hypoglykämien auslöst, ist darüber hinaus auf eine ausreichende Magnesiumversorgung zu achten.

Maßnahme 1: Ernähren Sie sich von langsam resorbierbaren Kohlenhydraten
Langsam resorbierbare Kohlenhydrate (v. a. Vollkornprodukte, zum Beispiel Vollkornreis) sind den rasch resorbierbaren (wie Zucker) vorzuziehen.

Maßnahme 2: Verteilen Sie Ihre Mahlzeiten gleichmäßig über den Tag
Nehmen Sie mehrere und dafür kleinere Mahlzeiten zu sich.

Maßnahme 3: Nehmen Sie vorbeugend Magnesium
(siehe Seite 112).

Maßnahme 4: Überprüfen Sie die Wirkung des Zuckers auf Ihre Migräne
Auf Zucker und Schokolade ganz zu verzichten, das schreckt viele ab – außer sie haben einen wirklich überzeugenden Grund. Folgende Vorgehensweise hat sich in meiner Praxis bewährt:
1. Sie führen (wie gewohnt) Ihr Migränetagebuch.
2. Sie essen nach Belieben zwei Monate Zucker und Schokolade und notieren die Effekte im Migränetagebuch.
3. Sie verzichten zwei Monate lang auf Zucker, Schokolade und andere Süßigkeiten. Sie notieren die Ergebnisse ebenfalls. Nach vier Monaten sehen Sie dann, ob Zucker einen negativen Einfluss hat.

Maßnahme 5: Entscheiden Sie dann: Kann ich auf Zucker verzichten?
Führt Zucker zu mehr Anfällen, müssen Sie sich einfach entscheiden, was wichtiger ist – die seelischen Wohltaten des Zuckers oder die Vermeidung von Migräneanfällen. Wenn die Migräneanfälle das größere Übel sind, ist es sinnvoll, ganz auf Süßigkeiten und Kuchen zu verzichten.

Es ist genau wie beim Aufhören mit Rauchen oder Alkohol. Ein bisschen weniger ist nie effektiv, nur das Aufhören – am besten von einem Tag zum anderen – kann den erhofften Erfolg bringen. Dabei kann es kurzfristig zu Entzugserscheinungen kommen. Diese klingen aber nach einigen Tagen ab.

PRAXIS

Süßstoffe – keine echte Alternative!

Oft wird gefragt, ob Süßstoffe eine Alternative zu Zucker sind. Kurzfristig oder selten vielleicht ja, auf die Dauer aber nein, da allen Süßstoffen verschiedene negative Wirkungen nachgesagt werden. So kann Aspartam auf jeden Fall Migräne auslösen; die nachteiligen Folgen der anderen Süßstoffe sind umstritten, aber sie stehen weiter im Raum.

Selbstbehandlung: Migräneauslöser erkennen und vermeiden

Maßnahme 6: Entdecken Sie neue, kalorienfreie Entpannungsstrategien
Nicht zu vergessen ist, dass der Zucker- oder Schokoladenappetit einen Grund hat: Zucker und vor allem Schokolade erhöhen den Serotoningehalt im Gehirn. Dadurch werden wir ruhiger. Deshalb ist es wichtig, sich neue Strategien zur Beruhigung anzueignen, zum Beispiel Autogenes Training oder eine andere Entspannungstechnik, moderater, regelmäßiger Sport, Singen oder eine Tätigkeit, die viel Spaß macht.

Psychische Auslöser erkennen und angehen

Solange Stress für viele der Migräneauslöser Nr. 1 ist, ist wohl wenig zweifelhaft, dass das Seelenleben seinen Anteil an der Migräne hat. Mehr als zweifelhaft ist es allerdings, von der Krankheit Migräne auf einen »Typus« zu schließen ...

Erhöhte Stressanfälligkeit
Stress lässt sich nicht immer vermeiden. Und jeder Mensch hat im Laufe seines Lebens ganz bestimmte Strategien entwickelt, um mit dem Alltagsstress fertig zu werden. Nur: Nicht alles, was man diesbezüglich lernt, hilft wirklich oder wirklich gut, Stress abzubauen. Manche machen dick, manche süchtig, manche krank – und manchmal reicht die Strategie schlicht nicht aus, um den Körper auf »Entspannungsniveau« wieder herunterzuschalten. Was bleibt, ist eine erhöhte Erregungslage, mit der wir im Alltag stehen. In diesem Zusammenhang ist es gleichgültig, inwieweit sie erworben oder genetische Vorprägung ist. Gleich starke Stressreize kommen hier schneller zum Zuge als bei »robusteren« Naturellen (Vorbeugung: siehe Seite 108).

Schlafstörungen
Die meisten Migränepatienten haben das Gefühl, zu wenig zu schlafen. Das hat eine physiologische Ursache: Eine Untersuchung zeigte, dass das Schlafhormon Melatonin, das das Ein- und Durchschlafverhalten steuert, bei Migränepatienten (vor allem bei den Frauen) in geringeren Konzentrationen vorhanden ist als bei gesunden Personen. Da die Melatoninbildung durch das Autonome Nervensystem (Sympathikus) angeregt wird, kann der Melatoninmangel Folge einer Unterfunktion des Sympathikus sein, die von vielen Migräneforschern nachgewiesen wurde.

Anfallsunterbrechung durch Schlaf
Nicht nur bei Kindern, sondern auch

bei Erwachsenen hat sich gezeigt, dass Schlaf einen Migräneanfall beenden kann. In einer Studie berichteten 50 Prozent der Patienten, die während eines Anfalls einschlafen konnten, nach einem dreistündigen Schlaf von Beschwerdefreiheit. Bei den Patienten, die nur ruhten, waren es lediglich 31 Prozent.

Ein »Allheilmittel« ist ein solcher Schlaf allerdings nicht: Viele der Patienten, die es schaffen zu schlafen, haben nach dem Aufwachen noch Stimmungsschwankungen, zeigen körperliche Schwäche, Ermüdung, Abneigung gegenüber bestimmten Speisen, Appetit vor allem auf Süßes oder sie müssen viel Wasser lassen.

In Migränekliniken erhalten Patienten im Anfall Beruhigungs- oder Schlafmedikamente. Tatsächlich kann dies bei vielen den Migräneanfall abbrechen, allerdings muss der Schlaf wirklich drei bis vier Stunden dauern.

Zu langer Schlaf als weitere Ursache

Fast alle Patienten äußern in meiner Sprechstunde den Wunsch, einmal richtig ausschlafen zu können, ohne dass die Gefahr eines Migräneanfalls besteht. Dass ein verlängerter Schlaf Migräne auslösen kann, lässt sich unter

PRAXIS

Migränefrei durch Schlaf – Ihr Anfallsmanagement

Wenn sich Ihre Migräneanfälle schon einmal durch Schlaf haben beenden lassen, sollten Sie bewusst die Schlafeinleitung (auch tagsüber) trainieren und in Ihr persönliches »Anfallsmanagement« mit einbeziehen. Gelingt das nicht ohne Medikamente, können Sie zusammen mit Ihrem Arzt die Wirkung eines Schlaf- oder Beruhigungsmittels austesten.
- Dunkeln Sie den Raum ab.
- Legen Sie sich hin.
- Kühlen (oder wärmen) Sie die Schmerzstelle.
- Führen Sie eine Entspannungsübung durch oder hören Sie meditative Musik.

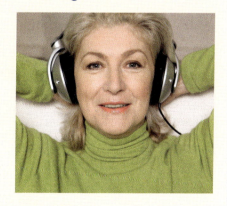

Und, falls erforderlich:
- Nehmen Sie ein Mittel gegen Übelkeit bzw. Schmerzen.

Selbstbehandlung: Migräneauslöser erkennen und vermeiden

anderem dadurch erklären, dass im Schlaf der für die Migräne so wichtige Botenstoff Serotonin in das Schlafhormon Melatonin umgewandelt wird. Je länger der Betreffende schläft, umso weniger Serotonin steht ihm zur Verfügung. Deshalb ist es sinnvoll, die Schlafdauer zumindest auf 6–7 Stunden zu begrenzen.

Als Behandlung von Migräneanfällen, die aus dem Schlaf heraus erfolgen, sind folgende Möglichkeiten zu erwägen:

Maßnahme 1: Schlafoptimierung
- Verkürzen Sie den Schlaf auf 6 bis höchstens 8 Stunden.
- Stellen Sie das Kopfteil Ihres Bettes um circa 20 Zentimeter hoch.
- Nicht die Bettdecke über den Kopf ziehen (Sauerstoffmangel ist ein Migräneauslöser).
- Nehmen Sie eine optimale Schlaflage ein (das heißt kein Bauchschlaf, kein Abknicken der Halswirbelsäule).

Maßnahme 2: Bewegung und Entspannung
- Achten Sie auf regelmäßige körperliche Aktivität (und sei es nur ein längerer Spaziergang vor allem am Abend).
- Führen Sie täglich eine Entspannungsübung durch (siehe Seite 98).

Maßnahme 3: Medikamente
- Nehmen Sie 600 mg Magnesium ein.
- Nehmen Sie eine Serotoninvorstufe wie Tryptophan 1–3 × 2 Tryptophantabletten zu 500 mg ein.

Angst
Angst ist ein wichtiger Migräneauslöser –, auch wenn das vielen von Migräne Betroffenen oft nicht so bewusst ist. Ein Alltagsbeispiel mag dies verdeutlichen:

> **HINTERGRUND**
>
> **Theaterkarten, Migräne und die »self-fulfilling prophecy«**
>
> „Gehen Sie gerne ins Theater?« Das frage ich manchmal meine Migränepatienten. Wenn ja, frage ich weiter: »Was beschäftigt Sie im Laufe des Tages, wenn Sie für den Abend Karten für ein durchaus reizvolles Stück haben?« Sehr häufig erhalte ich dann folgende Antwort: »Meistens denke ich den ganzen Tag ›Hoffentlich bekomme ich keine Migräne‹«. – Die Bedenken und Sorgen ebnen der Migräne den Weg: Tatsächlich bekamen dann viele der Befragten am Abend einen Anfall ... Finden Sie sich wieder?

Dieses Beispiel zeigt, dass bereits »Bedenkenträger« unter Umständen die Reizschwelle für einen Migräneanfall senken können. Aber auch der umgekehrte Fall hat seine Auswirkungen: Eine positive, optimistischere Einstellung

Beseitigung migränefördernder Besonderheiten — Selbstbehandlung

zum Alltagsgeschehen kann selbige auch erhöhen.

Maßnahmen
Wenn Sie nur die Migränebehandlung betrachten, ist es gleichgültig, wodurch Sie die Grundstimmung »Angst« reduzieren – durch Medikamente, mit einer neuen Methode der Migränebehandlung oder schlicht durch einen Wechsel des Arztes, bei dem Sie sich nun besser aufgehoben fühlen: All diese Maßnahmen können eine wesentliche Besserung Ihrer Migräne bewirken.

Wenn Sie allerdings erkannt haben, dass eine eher ängstliche Grundstimmung etwas mit Ihrer Migräne zu tun hat, ist zu berücksichtigen: Die Behandlung von Ängsten ist ein weites Feld, das sich nicht mit einer Pille oder drei Stunden Yoga bewerkstelligen lässt. Grade, wenn Sie sich als ängstlichen Menschen einschätzen und Sie daran selbst etwas ändern wollen, sind vor allem zwei Dinge entscheidend: Geduld und Konsequenz. Als langfristig erfolgversprechende Maßnahmen zur Harmonisierung und Angstbekämpfung sind dann zu nennen:
- Entspannungstechniken
- Sport
- Magnesium

Wer richtig entspannt ist, hat wenig oder keine Angst; wer Entspannung herbeiführen kann, hat auch die Angst im Griff. Als erste Maßnahme ist also wieder an Autogenes Training, Progressive Muskelentspannung nach Jacobsen oder eine andere Entspannungsmethode (Yoga, Tai Chi, Chi Gong, Reiki, Transzendentale Meditation und anderes) zu denken (siehe Seite 104). Regelmäßige sportliche Aktivitäten beeinflussen die durch Stress und Angst bedingte ungünstige hormonelle Gesamtsituation positiv. Auch Magnesium führt zur Entspannung und verhindert so oft ebenfalls die Angst.

Wenn Entspannung, Sport und Magnesium allerdings keine Besserung der Grundstimmung bringen, sollten Sie an eine Psychotherapie und/oder eine Behandlung mit angstlösenden Medikamenten denken. Reden Sie mit dem Migränearzt Ihres Vertrauens darüber.

Depression
Bei etwa 30 Prozent aller Migränepatienten treten depressive Störungen auf. Mit der Depression verhält es sich wie mit der Angst: Leider können beide seelische Verfassungen die Migräne verstärken – und umgekehrt. Es ist möglich, dass sowohl die Migräne als auch die Depression durch eine Störung im Serotoninstoffwechsel ausgelöst oder zumindest beeinflusst wird.

Selbstbehandlung: Migräneauslöser erkennen und vermeiden

Maßnahmen

Je nach Schweregrad und Ursache gehört die Behandlung einer Depression in die Hände eines Arztes oder Psychotherapeuten. In der medikamentösen Behandlung von Migräne und Depressionen gibt es allerdings eine Gemeinsamkeit: Beide Störungen können sich durch die Einnahme von Serotoninvorstufen (Tryptophan, Hydroxy-Tryptophan) bessern.

Neben diesen Vorstufen sind unter anderem noch Sauerstoff, Vitamin B_6 und Magnesium für eine ausreichende Serotoninmenge im Gehirn sinnvoll. Von Nutzen ist auch ausreichende körperliche Aktivität und das Praktizieren einer Entspannungstechnik.

Gibt es die »Migränepersönlichkeit«?

Lange Zeit galt die Migräne mehr als Ausrede denn als Krankheit. Dieses Klischee nahmen Film und Öffentlichkeit dankbar auf und verstärkten es, ohne sich der Absurdität dieser verzerrten Krankheitsvorstellung so richtig bewusst zu sein: Wer einmal einen Migränepatienten mit einem richtigen Migräneanfall erlebt hat, weiß, was gemeint ist. Was bleibt, ist der Makel der »(gespielten) Krankheit gewisser Persönlichkeiten«, der der Migräne auch heute noch anhaftet.

Zahlreiche Untersuchungen belegen eindeutig, dass die Migräne eine organische Erkrankung ist, die in ihrer Ursache zunächst einmal nichts mit der Psyche zu tun hat. – Eine andere Sache ist allerdings, dass Migräne durch die Psyche erheblich beeinflusst werden kann.

Migränefördernde Charaktereigenschaften

Seit vielen Jahren herrscht in der Fachwelt Uneinigkeit darüber, ob »der Migränepatient« bestimmte Eigenschaften aufweist, die vielleicht die Migräne fördern und auslösen können, ja ob es sogar eine »Migränepersönlichkeit« gibt. – Das lehnt die derzeitige wissenschaftliche Meinung allerdings ab, und ich auch, da es mir widerstrebt, Millionen Menschen mit Migräne in ein Schema zu pressen.

Wenn man allerdings lange Zeit Migränepatienten behandelt hat, fallen einem bestimmte Eigenschaften auf, die nicht bei jedem (!) Migränepatienten vorhanden sind, die aber bei dem Betreffenden schon migränefördernd sein können. Da sind zu nennen als …

- Eigenschaft 1 – Aktionismus. Es gibt Migränepatienten, die immer etwas tun müssen. – Das ist auf den ersten Blick vielleicht sogar gut, denn nach der hektischen Arbeitswoche kann die entspannte Atmosphäre zu Hause plötzlich einen Migräneanfall auslösen. Wer dann durcharbeitet, hat meist auch kein(e) Wochenend(mi-

grän)e. Doch dieser Preis ist auf Dauer zu hoch, denn ohne Erholung leidet die Gesundheit zwangsläufig.
- Eigenschaft 2 – Engagement. Eine weitere, sozial an sich sehr schöne Eigenschaft vieler Migränepatienten ist die Bereitschaft, überall zu helfen. Nur ist ihnen dann nicht bewusst, wann sie sich überfordern – und diese Überforderung kann schließlich direkt in einen Migräneanfall münden.
- Eigenschaft 3 – Nicht »nein« sagen können. Wenn man etwas tut, was man eigentlich gar nicht will, scheint das solche körperlichen Spannungen zu erzeugen, dass es nicht selten zur Migräne kommt. Leider nehmen viele Migränepatienten diesen Zusammenhang gar nicht bewusst wahr.
- Eigenschaft 4 – Perfektionismus. Oft sind Migränepatienten sehr ordentlich, genau, ja perfektionistisch. Wer am Wochenanfang 100 Aufgaben hat, geht am Wochenende nach 90 erledigten Aufgaben zufrieden nach Hause. »Ich habe doch eine ganze Menge geschafft.« Mancher Migränepatient sieht das anders: Er hat 99 Aufgaben geschafft, und ist dennoch ärgerlich. Eine solche Einstellung zieht viele Aufgaben nach sich: Wer dann nicht beizeiten »Stopp« sagen kann, kommt schnell in Überlast.

Etwas mehr »Laisser-faire« ...
Wer lernen will, mit der »schlechten Gewohnheit Perfektionismus« besser umzugehen, muss sich langsam, aber stetig umziehen. Ein Tipp hierzu: Legen Sie sich eine Karte an, auf der Sie Ihre »Perfektionismusfallen«, positiv umformuliert, notieren, zum Beispiel:
- Keine Hektik!
- Andere können auch etwas tun!
- Wie kann ich mir bei diesem Ereignis das Leben leichter machen?
- Es muss nicht alles 100-prozentig sein, 75 Prozent sind auch gut!

Vergegenwärtigen Sie hiermit sich immer wieder, was Sie ändern wollen. Diese Selbsterziehung braucht Zeit, und Sie brauchen Geduld – aber es lohnt sich.

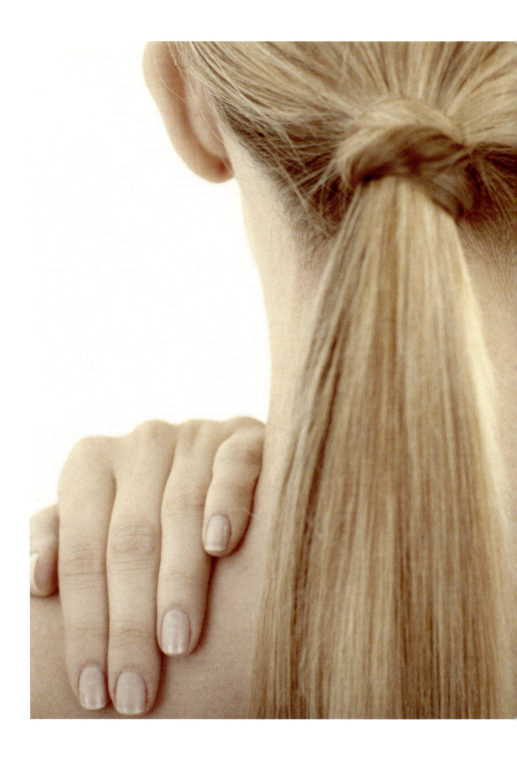

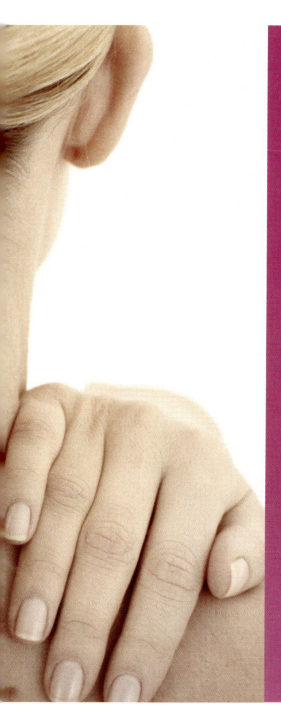

Wie kann man Anfälle verhüten?

Welchen Rhythmus braucht mein Leben, was kann ich meinem Leben hinzufügen, um mich im Vorfeld stark gegen die Migräne zu machen? Vieles können Sie selbst tun, doch bei dieser Frage erhalten Sie Unterstützung – vom Komplementär- und vom Schulmediziner Ihres Vertrauens …

Wie kann man Anfälle verhüten?

Notfallkoffer: Was tun, wenn der Anfall naht?

Am Anfang dieses Kapitels möchte ich eine Situation besprechen, die jeder Mensch mit Migräne kennt und fürchtet: Wenn die ersten Anzeichen eines nahenden Anfalls auftreten ... sollten Sie folgendes Maßnahmenpaket zwei Tage lang konsequent durchführen.

Maßnahmenpaket für den Fall der Fälle ...

NOTFALLKOFFER	
Präparate und Medikamente	**Entspannung**
Morgens und abends: ▪ eine Aspirin-Tablette oder ▪ Magnesium, zum Beispiel 2 x 1 Beutel Magnesium Verla 300 oder ▪ 2 x 1 Tablette Domperidon oder ▪ 3 x 3 Tabletten Natriumpangamat (OYO) einnehmen	Morgens und abends: ▪ die gelernte Entspannungstherapie intensiv durchführen ▪ Akupressuren oder ▪ die PUTENS-Therapie oder ▪ eine Selbstmassage anwenden
Präparate und Medikamente	**Entspannung**
Schlaf, Stress, Bewegung ▪ ausreichend, aber nicht zu lange schlafen (circa 7 Stunden) ▪ jeden vermeidbaren Stress vermeiden ▪ viel Bewegung an frischer Luft	Ernährung ▪ viel trinken ▪ wenig Fleisch, eher Fisch und viel Obst essen ▪ keine Mahlzeit auslassen ▪ Zucker und Alkohol meiden ▪ Bohnenkaffee wie üblich trinken (nicht weniger, nicht später)

Testen Sie diese Vorgehensweise dreimal aus, wenn die Prodromalerscheinungen (Verlauf des Migräneanfalls: siehe Seite 19) auftreten. Dann lassen Sie es dreimal weg. Zeigt der Vergleich, dass der »Notfallkoffer« den Migräneanfall schwächer werden lässt oder sogar verhütet, sollten Sie ihn natürlich weiter zum Einsatz bringen.

Vorbeugende Maßnahmen der Selbstbehandlung

Der Schweizer Arzt Naegeli empfahl zur Prophylaxe der Migräne schon vor 100 Jahren: »Die Radikalkur der Migräne besteht in der Abhärtung des Gesamtnervensystems gegen die allzu leichte Erschütterbarkeit. Dazu gehört aber in erster Linie ein Neuaufbauen des ganzen Körpers auf anderer Basis. Zurückkehren zur alten, einfachen Lebensweise, rauher Kost, bestehend aus Hafermus, Milch, Eiern, Gemüsen, Obst, wenig Fleisch und gar kein Alkohol, denn was der Mensch isst, das ist er. Dabei viel Beschäftigung im Freien, Gartenarbeit und abhärtende hydropathische Prozeduren, Rudern, Schwimmen und Baden.«

Diese Aussage ist heute aktueller denn je.

Der Weg über den Körper

Die Maßnahmen, die ich im Folgenden empfehle, sind im Sinne Naegelis nicht als Einzelmaßnahmen zu verstehen, sondern als Teile eines ganzheitlichen Vorbeugungskonzeptes. Die Bausteine dieses Konzepts richten sich nach Ihren individuellen Bedürfnissen (siehe Seite 40).

Selbstmassage und Akupressur

Migränepatienten sind sehr häufig gerade im Gesichts-Kopf-Nackengebiet verspannt. Triggerpunkte (das heißt Punkte vor allem in Muskeln, die auf Druck hin Schmerzen in der Umgebung oder auch weiter entfernt auslösen) in den verspannten Muskeln können unter bestimmten Umständen auch zu Migräneanfällen führen. Als Behandlung der Muskelverspannungen ist

- Magnesium (siehe Seite 112),
- eine Entspannungstherapie (siehe Seite 98),
- eine elektrische Akupunktur (siehe Seite 90) oder
- eine Selbstmassage möglich.

Zur Bedeutung der Selbstmassage

Für den Selbstbehandler hat die Selbstmassage mehrere Vorteile: Sie kann zu jeder Zeit zum Einsatz kommen, sie kostet nichts und hat natürlich, wenn sie regelmäßig praktiziert wird, einen

Wie kann man Anfälle verhüten?

Selbstmassage in elf Schritten

Die Selbstmassage können Sie im Sitzen durchführen. Wir empfehlen dabei folgendes Vorgehen:

Massage des Kopfes

1. - Umfassen Sie mit der rechten Hand die linke Nackenseite. Der Ellenbogen befindet sich vor dem Körper.
   - Kneten Sie mit den 4 Fingerkuppen und der Innenhand die Nackenmuskulatur intensiv durch.
   - Seitenwechsel.

   Dauer: 3 Minuten für jede Seite

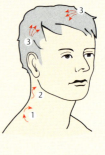

2. - Heben Sie die Hand über den Kopf, umfassen Sie die Halsmuskulatur und arbeiten Sie sie einige Male kräftig durch.
   - Ziehen Sie dabei die Nackenmuskulatur mehrmals nach oben zum Kopf hin (Kaninchengriff).

   Dauer: 3 Minuten

3. - Massieren Sie die gesamte Kopfhaut wie beim Haarewaschen durch.

   Dauer: 3 Minuten

4. - Streichen Sie mit je 4 Fingerkuppen von der Stirnmitte zu den Ohren hin; üben Sie dabei ruhig einen etwas kräftigeren Druck aus.

   Dauer: 3 Minuten

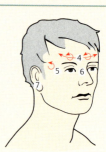

5. - Massieren Sie die Schläfenregion mit drei Fingerkuppen in kreisförmigen Bewegungen (im und gegen den Uhrzeigersinn)

   Dauer: je 2 Minuten

6. - Fassen Sie die Nase zwischen Daumen und Zeigefinger an ihrer engsten Stelle und drücken Sie kräftig (Brillenträgergriff).

   Dauer: 2 Minuten

7. - Kneten Sie die Ohrmuscheln, vor allem am Ohrläppchenansatz, durch, bis eine intensive Erwärmung und Rötung eintritt.

   Dauer: je 2 Minuten

Vorbeugende Maßnahmen der Selbstbehandlung | Anfälle verhüten

Massage von Schmerzpunkten

8. Der Muskel, der hinter dem Ohr beginnt und schräg hinunter zum Brustbein zieht, bedarf besonderer Beachtung. Dieser Muskel ist bei jedem Migränepatienten schmerzhaft und wahrscheinlich ganz wesentlich an den Kopfschmerzen des Migränepatienten beteiligt.
   - Nehmen Sie die Finger der gegenüberliegenden Hand und beugen Sie den Kopf etwas vor.
   - Da Punkte längs des Muskels oft sehr schmerzhaft sind, tasten Sie sich langsam an die Hauptschmerzstellen heran.
   - Massieren Sie sie, bis sie nicht mehr schmerzen.

9. Der gesamte Kopf und Nacken wird nach schmerzhaften Stellen abgesucht.
   - Massieren Sie mit der Zeigefingerkuppe diese Punkte erst mit steigendem, dann mit abklingendem Druck (Manchmal ist es besser, nur stark auf die Schmerzstelle zu drücken).

   Dauer: je 1 Minute

Entspannungsphase

10. Streichen Sie Nacken und Gesicht zart aus.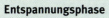

11.
   - Setzen Sie sich an einen Tisch, stützen Sie die Ellenbogen auf reiben Sie die Handflächen, bis sie warm sind.
   - Verschließen Sie die Augenhöhlen mit den Handinnenflächen (dabei wird leichter Druck auf die Augen ausgeübt).

   Dauer: 5 Minuten

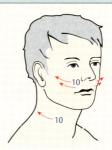

Akupressur

Wer möchte, kann auch eine Akupressur durchführen
- Drücken Sie den Akupunkturpunkt mit Zeigefinger- oder Mittelfingerkuppe an- und abschwellend etwa je eine Minute.
- Als Angriffsorte dieser speziellen Massage kann man die bei der elektrischen Akupunktur genannten Punkte verwenden (siehe Seite 92).

Wie kann man Anfälle verhüten?

positiven Einfluss auf das Migränegeschehen. Die permanente Selbstmassage ist viel höher einzuschätzen als zum Beispiel eine Massageserie von sechs oder zehn Behandlungen in der Physiotherapieabteilung, denen einfach die Nachhaltigkeit fehlt.

Elektrische Akupunktur (PUTENS)

Dass die Akupunktur bei Migräne hilft, ist spätestens nach den Studien der Krankenkassen offensichtlich. PD Dr. Heydenreich hat in seiner Habilitationsarbeit eindrücklich nachgewiesen,

- dass die elektrische Akupunktur (PUTENS) bei der Migräne hervorragend wirkt und
- dass sie der Nadelakupunktur fast gleichwertig ist.

Insofern ist sie eine Ergänzung und Weiterführung und für viele Selbstbehandler auch ein Ersatz für die Nadelakupunktur. Denn die gegenwärtig von den Kassen bezahlten 10 (bis maximal 15) (Nadel-)Akupunkturen sind oft nicht ausreichend: In China wird bei Migräne oft bis zu 50-mal akupunktiert – was mit der PUTENS-Methode problemlos möglich ist.

Was ist PUTENS?

Die **p**unktförmige **t**ranskutane **e**lektrische **N**erven**s**timulation (PUTENS) ist eine nichtinvasive (das heißt die Haut nicht verletzende) Methode, die über die Reizung von Haut- bzw. Akupunkturpunkten wirkt. Der Migränepatient kann mit PUTENS die Akupunktur nach der Nadelakupunktur weiterführen oder sie gänzlich selbstständig durchführen.

> **WISSEN**
>
> **Ihr Weg zum PUTENS-Gerät**
>
> Wenn Sie ein Rezept zum Beispiel an die Firma Schwa-medico schicken, fragt die Firma bei Ihrer Krankenkasse an, ob sie die Leihgebühr für das Gerät bezahlt. Dann erhalten Sie das Gerät für vier Wochen zur Probe. Ist die Behandlung erfolgreich, kann das Gerät für jeweils ein Vierteljahr verordnet werden.
> Ist eine Erstattung nicht möglich, können Sie das Gerät auch zum Beispiel bei der Firma Schwa-medico für circa 89,00 € kaufen.

Welche Ergebnisse lassen sich mit PUTENS erreichen?

Erste Einblicke in die Funktionsweise, Anwendung und Behandlungsdauer von PUTENS sollen Ihnen folgende Daten geben:

- Stromart:
  Hochvoltimpulse
- Dosis:
  bis zur Auslösung von Muskelzuckungen (200–300 V)
- Impulsfrequenz:
  10 Hz

- Applikationsstellen:
  circa 15 Akupunkturpunkte (siehe unten)
- Behandlungszeit:
  30 Sekunden pro Punkt
- Behandlungsfrequenz:
  2 × pro Woche (schwere Fälle: täglich; leichte Fälle: 1 × pro Woche)

Doch welche Argumente sprechen dafür, sich mehr oder minder eigenverantwortlich auf eine zunächst einmal nicht aus dem Stand einsetzbare Behandlungstechnik einzulassen? Es sind – natürlich – die voraussichtlich zu erzielenden guten Behandlungsergebnisse. So habe ich zum Beispiel in meiner Praxis 50 Patienten mit der PUTENS behandelt. Im Anschluss war die Arzneimitteleinnahme bei
- 27 Patienten im Beobachtungszeitraum (3 Monate) nicht mehr erforderlich,
- 14 Patienten um mehr als die Hälfte reduziert,
- 2 Patienten etwas reduziert und
- 7 Patienten unverändert.

Weitere Erscheinungen der Migräne wie Übelkeit, Erbrechen oder Schwindel traten bei 35 Patienten nicht mehr auf. Nebenwirkungen gab es keine, zahlreiche Patienten berichteten aber vor allem nach der ersten Behandlung, dass sie sich noch nie so wohl gefühlt hätten.

> **WICHTIG**
>
> **Sie sollten PUTENS nicht anwenden, wenn ...**
>
> Sie einen Herzschrittmacher tragen! – Auch können die Schmerzen stärker werden, wenn Sie das Gerät zu intensiv und/oder zu häufig zur Anwendung bringen. Dann sollten Sie Intensität und Häufigkeit der Behandlung reduzieren.

So finden Sie die wichtigen Akupunkturpunkte

Die Akupunkturpunkte befinden sich auf Linien, die über den Körper verlaufen. Diese Linien werden Meridiane genannt. Die Meridiane werden nach Or-

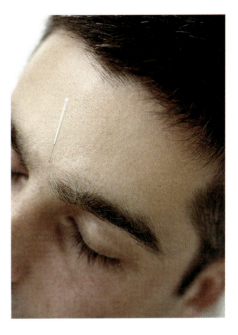

Wie kann man Anfälle verhüten?

ganen benannt: So ist Le 3 der dritte Punkt auf dem Lebermeridian, Ni 6 der sechste Punkt auf dem Nierenmeridian.

In der Traditionellen Chinesischen Medizin werden die zu akupunktierenden Punkte individuell ausgewählt. Doch wenn dies nicht möglich ist (kein Akupunkteur erreichbar, zu hohe Kosten), kann auch ein standardisiertes Punkteprogramm sehr gute Ergebnisse in der Selbstbehandlung erbringen. Welche Punkte dann für Sie von Bedeutung sind, zeigt die folgende Tabelle:

> **WISSEN**
>
> ### Wirksame Akupunkturpunkte bei Migräne
>
> **Akupunkturpunkte von Fuß und Bein**
>
> | | |
> |---|---|
> | Le 3 | Der Punkt, an dem der erste und der zweite Mittelfußknochen zusammentreffen (gut auch bei Schmerz hinter und im Auge, stärkt das körpereigene Schmerzhemmsystem, vermindert Cholesterin) |
> | G 41 | Auf dem Fußrücken, wo der vierte und fünfte Mittelfußknochen zusammenstoßen |
> | B 62 | Etwa eine halbe Daumenbreite unter dem äußeren Fußknöchel |
> | B 60 | Mitte zwischen Spitze des äußeren Fußknöchels und der Achillessehne |
>
> Fuß: Frontalansicht   Fuß: Seitenansicht

Mi 6	Vier Querfinger über der Spitze des inneren Fußknöchels am Hinterrand des Schienbeins
Ma 36	Vier Querfinger unter der Kniescheibe, eine Daumenbreite seitlich von der Schienbeinkante
Ni 6	Eine Daumenbreite unter dem inneren Fußknöchel

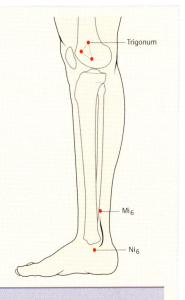

Bein: Seitenansicht

Akupunkturpunkte der Hand

Pe 6	Drei Querfinger über der Handgelenksfalte in der Mitte der Unterarminnenseite zwischen zwei Sehnen (sehr gut gegen Übelkeit)
3E 5	Drei Querfinger von der Handgelenksfalte in der Mitte der Unterarmaußenseite zwischen den beiden mittleren Sehnen
Di 4	Daumen und Zeigefinger werden gespreizt, die Strecke zwischen dem Anfang der Schwimmfalte bis zu der Stelle, an der erste und zweite Mittelhandknochen zusammenstoßen, wird gedrittelt; Di 4 liegt am Übergang vom mittleren zum inneren Drittel (wichtigster Akupunkturpunkt, vor allem gegen Schmerzen)
Dü 3	Am äußeren Ende der Handinnenbeugefalte auf der Kleinfingerseite

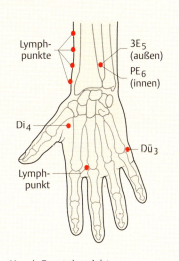

Hand: Frontalansicht

Wie kann man Anfälle verhüten?

Akupunkturpunkte von Kopf und Schulter

3E 15	In der Mitte zwischen dem siebten Halswirbel (dem vorstehenden Wirbel) und dem äußeren Ende der Schulter (dieser Punkt ist fast immer sehr schmerzhaft)
B 2	Eine Daumenbreite vom inneren Ende der Augenbrauen nach außen hin
PaM 3	In der Mitte zwischen den beiden Augenbrauen an der Nasenwurzel
PaM 9	Etwa drei Querfinger vom äußeren Augenrand in der Schläfengrube (ein sehr schmerzhafter Punkt, der intuitiv schon oft gedrückt wird)
G 20	Wenn man mit dem Finger an der seitlichen Nackenmuskulatur nach oben gleitet, so befindet sich der Punkt dort, wo man an den Schädelknochen anstößt
B 10	Wenn man von dem Punkt G 20 etwa eine Daumenbreite nach unten und zur Mitte geht, liegt der Punkt B 10 in einer kleinen Vertiefung im Muskel

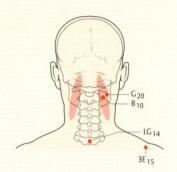

Kopf und Schulter: Dorsalansicht

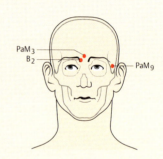

Kopf und Schulter: Frontalansicht

Bezeichnung der Meridiane: B = Blase, Di = Dickdarm, Dü = Dünndarm, 3E = Dreierwärmer, G = Galle, Le = Leber, LG = Lenkergefäß, Ma = Magen, Ni = Niere, PaM = Punkt außerhalb der Meridiane, Pe = Perikard (Herzbeutel)

Wie führen Sie mit einem PUTENS-Gerät die Selbstbehandlung durch?

Die Behandlung dauert anfangs etwa 30 Minuten, später – wenn Sie geübter sind – wird es weniger. Mit dem bedienungsbereiten Gerät verfahren sie folgendermaßen:

- Befestigen Sie die Gegenelektrode (Frauen: unter den BH-Träger am Nacken; Männer: unter den Unterhemdträger; andere Stellen sind ebenfalls möglich).
- Stellen Sie die Frequenz am rechten Regler auf 10 Hz und setzen Sie den Reizgriffel auf den Punkt Di 4 auf.
- Schalten Sie nun den Spannungsregler ein und drehen Sie so lange, bis es zu Muskelzuckungen unter dem Reizgriffel kommt. – Dieser Muskelzuckungseffekt ist für die Wirkung unabdingbar! Wenn er nicht auftritt, muss man den Griffel etwas verschieben oder die Spannung etwas erhöhen.
- Erst wenn die gewünschte Wirkung zuverlässig auftritt, ist das Gerät für Sie richtig eingestellt: Beginnen Sie nach dem vorgegebenen Schema von Heydenreich (siehe oben) am Fuß und gehen Sie dann alle Punkte bis zum Kopf durch. Zählen Sie dabei, wenn Sie den Punkt mit Muskelzuckungen gefunden haben, pro Punkt und pro Seite jedes Mal bis 20.
- Reizen Sie dann noch die Punkte nach Siener (Sympathikuspunkt, Trigonum, Lymphpunkte, siehe unten).

Weitergehende Anwendungen für das PUTENS-Gerät – NPSO

Wenn man schon das PUTENS-Gerät für die elektrische Akupunktur zur Verfügung hat, kann man damit auch noch drei weitere wichtige Systeme aus der Neuen Punktuellen Schmerz- und Organtherapie (NPSO) nach Siener ansprechen:

Wie kann man Anfälle verhüten?

> **PRAXIS**
>
> ## Wichtige Migränepunkte der NPSO (nach Siener)
>
> ### Der Sympathikuspunkt
>
> Bei circa 80 % aller Migränepatienten liegt eine Reduzierung des Sympathikus* vor, was eine erhöhte Migräneempfindlichkeit zur Folge hat. Durch die Reizung dieses Punktes kann die erhöhte Migräneneigung vermindert werden.
>
> - Der Punkt liegt an der hinteren Spitze des Fersenbeins, wenn man die Achillessehne von oben nach unten gleitet etwa 2 Daumenbreiten von der Fußsohle entfernt.
>
>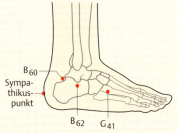
>
> ### Das Trigonum
>
> Das Trigonum sind drei Punkte unter dem Knie. Die Reizung dieser drei Punkte führt zu einer Beeinflussung von Hypothalamus (das Hirngebiet, von dem aus wahrscheinlich viele Migräneanfälle ausgehen), Hypophyse und limbischem System.
> Ein besonderer Pluspunkt: Bei 80 Prozent der Migränepatienten, die auch an kalten Füßen und/oder Händen leiden, verschwindet diese Begleiterscheinung.
>
> - Legen Sie eine Handkante an die Innenseite der Kniescheibe und die andere Handkante an die Oberseite der Kniescheibe: Der Schnittpunkt beider Handkanten ist der obere Punkt des Trigonums.
> - Die beiden unteren Punkte bilden mit dem oberen Punkt ein gleichschenkliges Dreieck mit einer Kantenlänge von 1–1,5 cm.
>
>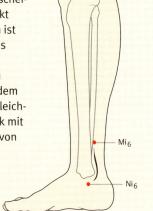

Die Lymphpunkte

Die Lymphpunkte
Es spricht einiges dafür, dass bei Migränepatienten auch der Lymphrückfluss gestört ist. Daher wirken sich Lymphdrainagen vor allem im Mundbereich günstig auf das Migränegeschehen aus. Lässt man Lymphdrainagen in diesem Bereich durchführen, wird das allerdings recht teuer. Daher ist es durchaus lohnenswert, mithilfe des PUTENS-Gerätes auch den Lymphfluss – und zwar kostenlos – anzuregen und somit einen weiteren migränefördernden Faktor positiv zu beeinflussen.

- Der erste Punkt ist der Lymphsee. Er befindet sich an der Schwimmhaut zwischen dem ersten und dem zweiten Zeh.
- Der zweite Punkt liegt am Hinterrand des Wadenbeinköpfchens (= G 34).
- Ein dritter Punkt findet sich in der Innenhand zwischen dem zweiten und dritten Finger, eine Daumenbreite unter der Schwimmfalte.

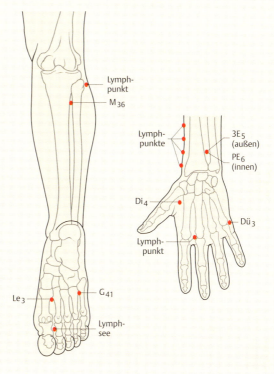

* Sympathikus = Arbeitsnerv; wenn er aktiv ist, wird Noradrenalin ausgeschüttet. Reduzierte Aktivität führt zu Überempfindlichkeit der Noradrenalinrezeptoren = erhöhte Migränebereitschaft (siehe Seite 34)

Wie kann man Anfälle verhüten?

Entspannter in jeder Lebenslage

Zur Stressreduktion sind Entspannungstechniken die wichtigsten Hilfsmittel. Es gibt zahlreiche Methoden, von denen man am besten mehrere kennen lernt und sich dann die aussucht, mit der man am ehesten zurechtkommt. Allerdings: Die beste Methode ist die, die man auch durchführt!

So lernen Sie das Autogene Training

Wir haben mit dem Autogenen Training so viele gute Ergebnisse erzielt, dass wir es meist als die Methode der ersten Wahl einsetzen: Einige Migränepatienten können allein mit dem Autogenen Training Anfälle nach 15 Minuten abbrechen. Nach einem halben bis einem Jahr Übung tritt die Migräne viel seltener und manchmal gar nicht mehr auf, der Schlaf wird viel besser und mehr Ruhe kehrt wieder in das Leben ein.

Was bewirkt das Autogene Training?

Das Autogene Training, als Grundstufe in allen sechs Übungen durchgeführt, hat eine weitreichende, regulierende Auswirkung auf das sympathische Nervensystem.
- Verspannte Muskeln werden gelockert.
- Durchblutungsgestörte Gebiete werden wieder besser durchblutet.
- Last but not least ... Stress wird abgebaut!

Das ist die wichtigste Wirkung des Autogenen Trainings: Man kann damit die negativen Folgen beseitigen, die Stress auf den Körper ausübt. Durch das Autogene Trai-

Von sauren Zitronen und der Macht der Gedanken

Warum wirkt eigentlich Autogenes Training? – Weil alles, was wir denken, die Tendenz hat, sich zu verwirklichen ... Lassen Sie sich diesbezüglich auf folgende kleine Übung ein:
- Schließen Sie die Augen und stellen Sie sich eine schöne, gelbe, saftige Zitrone vor.
- Stellen Sie sich nun weiter vor, dass Sie eine Zitronenscheibe in den Mund nehmen, darauf beißen und den sauren Saft der Zitrone hinunterschlucken.

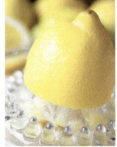

Und, läuft Ihnen das Wasser im Munde zusammen? Die meisten Menschen haben nach diesem Gedankenbild einen verstärkten Speichelfluss, den allein die Vorstellung bewirkt hat. Und genau mit diesem Prinzip arbeitet das AT.

ning gehen in der Aufregung Puls und Blutdruck wieder auf die normale Höhe zurück – und das funktioniert auch bei einer schwierigen Prüfung, einem Ehekrach oder ähnlich unangenehmen Ereignissen.

Wie erlerne ich das Autogene Training?

Das Autogene Training kann man bei Ärzten, Psychologen und/oder in der Volkshochschule lernen oder es sich selbst beibringen. Fangen wir nun als »Geschmacksprobe« mit der ersten Übung des AT, der Schwereübung, an:

PRAXIS

Die Schwereübung des AT

Setzen Sie sich auf einen Stuhl und legen die Hände auf die Oberschenkel (»Kutscherhaltung«).	Oder legen Sie sich auf den Teppich, das Bett oder eine weiche Unterlage, lassen die Beine nach außen rollen und legen die Arme angewinkelt neben den Körper.
Dann sagen Sie sich innerlich und stellen sich vor:	»Ich bin ganz ruhig, ich bin ganz ruhig und entspannt.« Etwa 5 ×.
Dann konzentrieren Sie sich auf Ihren rechten Arm, sagen Sie sich innerlich und stellen Sie sich vor:	»Mein rechter Arm ist schwer, mein rechter Arm ist ganz schwer.« 5–6 ×.
	»Ich bin ganz ruhig, ich bin ganz ruhig und entspannt.« Etwa 5 ×
Wandern sie nun durch den Körper und gönnen Sie auch Ihren anderen Körperteilen ein wenig Schwere.	»Mein linker Arm/rechtes/linkes Bein ist schwer, ganz schwer.« 5–6 ×
Nun wird der entspannte Zustand beendet, man sagt »zurückgenommen«.	»Ich bin ganz frisch und wach!« Arme fest anwinkeln, tief ein- und ausatmen und die Augen wieder öffnen.

Wie kann man Anfälle verhüten?

> **Beenden Sie das AT immer mit dem »Zurücknehmen«**
> Beim Autogenen Training begeben Sie sich – wie bei einer Autofahrt – auf eine Entspannungsreise durch den Körper, und am Ende stellen Sie den »Motor« wieder ab. Und das nach jedem Autogenen Training:
> - Arme fest anwinkeln, tief ein- und ausatmen und die Augen öffnen.
>
> Nur so lernt Ihr Körper, rasch in die Entspannung zu gehen und ebenso rasch wieder in die »Aktivitätsphase« umzuschalten. Das weitere Vorgehen für das komplette Autogene Training ist im Folgenden dargestellt.
>
> **PRAXIS**
>
> ## Das Autogene Training von »schwer« bis »leicht«
>
> »Kutscherhaltung«, Liegelage
>
> | Übung | Ziel | Formel |
> |---|---|---|
> | Einstimmung | Abschalten, Konzentration auf den Körper. Was draußen passiert, interessiert jetzt nicht, ich beschäftige mich nur mit meinem Körper | »Ich bin ganz ruhig, Ich bin ganz ruhig und entspannt.« |
> | 1. Übung (Schwereübung) | Entspannung der Muskulatur (entspannte Muskulatur nehmen wir als schwer wahr) | »Mein rechter Arm ist schwer, Mein rechter Arm ist ganz schwer.« (Sobald Sie im rechten Arm etwas Schwere empfinden, beziehen Sie den linken Arm mit ein.) »Mein linker Arm ist schwer, mein linker Arm ist ganz schwer.« (Tritt auch im linken Arm eine Schwere auf, dann werden nacheinander noch das rechte und später noch das linke Bein einbezogen. Stellt sich das Schweregefühl zuverlässig ein, Formel verkürzen auf: »Ich bin schwer, ich bin ganz schwer.«) |
>
> »Ich bin ganz ruhig, ich bin ganz ruhig und entspannt.«

2. Übung (Wärmeübung)	Erwärmung der Muskulatur	»Mein rechter Arm ist warm, mein rechter Arm ist ganz warm.« (Tritt auch im linken Arm eine Wärme auf, dann werden nacheinander noch das rechte und später noch das linke Bein einbezogen. Stellt sich das Wärmegefühl zuverlässig ein, Formel verkürzen auf: »Ich bin warm, ich bin ganz warm.«)

»Ich bin ganz ruhig, ich bin ganz ruhig und entspannt.«

3. Übung (Herzübung)	Ruhetönung	»Herz schlägt ruhig und gleichmäßig« (Wer das – zunächst – nicht fühlt, bei dem stellt sich dann evtl. ein Pulsieren in den Fingerspitzen ein; dann lautet die Formel: »Es pulsiert in mir.«)

»Ich bin ganz ruhig, ich bin ganz ruhig und entspannt.«

4. Übung (Atemübung)	Tiefenatmung	»Atmung geht ruhig und gleichmäßig.«

»Ich bin ganz ruhig, ich bin ganz ruhig und entspannt.«

5. Übung (Sonnengeflechtsübung)	Wärmetönung	»Der Bauch ist ganz warm, der Bauch ist strömend warm.«

»Ich bin ganz ruhig, ich bin ganz ruhig und entspannt.«

Wie kann man Anfälle verhüten?

6. Übung (Stirnübung)	Geistige Frische	»Stirn leicht kühl« oder »Kopf klar, leicht und frei.«

»*Ich bin ganz ruhig, ich bin ganz ruhig und entspannt.*«

Abschluss: Übung zurücknehmen	Arme anwinkeln, Armmuskeln anspannen, tief ein- und ausatmen.	»*Ich bin ganz frisch und wach!*«
	Augen öffnen.	

Wie oft sollte man üben?

So oft wie möglich. Nur ständiges Üben führt zum Ziel. Damit Sie grade in der Anfangsphase gut vorankommen, sollten Sie

zweimal am Tag

eine feste Zeit für das Autogene Training einrichten. Die Übung dauert ja nur einige Minuten und die kann jeder erübrigen – wenn er ehrlich ist.

Vorbeugende Maßnahmen der Selbstbehandlung | Anfälle verhüten

> **WICHTIG**
>
> ### Schnellentspannung für Eilige
>
> Obwohl man für das Autogene Training nur etwa fünf, später zehn Minuten benötigt, glauben immer noch einige Menschen, dass sie dazu keine Zeit hätten. Für diese Leute ist die Schnellentspannung gedacht – und natürlich auch alle anderen.
>
> - Nehmen Sie sich jede Stunde (alle 2–3 Stunden) zwei Minuten Zeit.
> - Setzen Sie sich ganz entspannt hin.
> - Schließen Sie die Augen (im Notfall kann man sie offen lassen, wenn noch jemand im Büro ist).
> - Atmen Sie langsam, aber ohne Anstrengung ein und aus.
> - Durchwandern Sie in Gedanken Ihren Körper: Lassen Sie alle Muskeln locker werden, von unten nach oben.
> - Stellen Sie sich etwas Schönes vor (zum Beispiel Ihren schönsten Urlaub, eine grüne Wiese usw.).
> - Lächeln Sie!

▶ **Progressive Muskelentspannung**

Unterschiedliche Menschen wählen unterschiedliche Entspannungsmethoden: Während das Autogene Training mehr Menschen mit großem Vorstellungsvermögen anspricht, bevorzugen eher praktisch denkende Menschen die Progressive Muskelentspannung. Hierbei ist das Grundprinzip gleich: Auch die Progressive Muskelentspannung nutzt die enge Verbindung zwischen physischer (muskulärer) und psychischer Entspannung.

Man spannt dabei einen Muskel fest an, achtet genau auf die Anspannung, lässt dann wieder locker und achtet auf die körperlichen Veränderungen bei der Entspannung. Die so erreichte Entspannung (durch vermehrte Durchblutung des Muskels, spürbar als Wärme und Schwere, oft als Kribbeln) ist dann tiefer als der Ausgangszustand. Es kommt dabei allerdings meist nicht zu dem im Autogenen Training oft erreichten Versenkungszustand.

Wie gehen Sie vor?

Beginnen Sie mit der rechten Faust.
- Spannen Sie Ihre rechte Hand zur Faust, spannen Sie die Muskeln maximal an. Halten Sie die Spannung.

Wie kann man Anfälle verhüten?

Beobachten Sie, wie weit die Anspannung geht (oft bis zur Schulter) und lassen Sie wieder locker … Konzentrieren Sie sich nun auf das angenehme Gefühl der Entspannung. Die rechte Hand wird dabei etwas schwer.
- Nun spannen Sie Ihre linke Hand zur Faust …

Auf diese Art und Weise werden nacheinander alle Muskelgruppen (Hände, Arme, Füße, Beine, Bauch, Schultern, Stirn- und Gesichtsmuskulatur) angespannt und entspannt, was am Ende zu einer starken muskulären und psychischen Entspannung führt.

Wie lange dauert die Progressive Muskelentspannung?

Die ersten Übungen dauern circa 30 Minuten. Üben Sie möglichst täglich. Mit der Zeit tritt die muskuläre Entspannung immer schneller ein, man kann die Übungen immer mehr verkürzen. Nach sechs Wochen reicht dann oft eine Übungsdauer von etwa fünf Minuten.

▶ Meditation

Unter dem weiten Begriff »Meditation« werden verschiedenste Techniken der Entspannung und Versenkung zusammengefasst, die ihren Ursprung häufig in fernöstlichen Ländern haben. Bekannte Methoden sind die Transzendentale Meditation (TM) und die Zen-Meditation.

Zu den gesundheitlichen Auswirkungen der Meditation gibt es bisher weit mehr als 5000 Untersuchungen, die belegen, dass damit eine erhebliche Entspannung und zahlreiche andere positive Wirkungen erzielt werden. Damit ist sie ein wesentliches Verfahren zur Verhütung und Behandlung von Stress und Migräne. – Meditation kann man für viel Geld bei einem Meditationslehrer erlernen … oder sie nach den folgenden Hinweisen selbst durchführen.

Das zweisilbige Wort heißt Mantra: Hierauf richten Sie bei der Meditation Ihre Konzentration. Welches Wort Sie nehmen, ist gleich, es sollte nur keine negativen Assoziationen auslösen.

Was strebt die Meditation an?

Gedankenstille. Das ist ein Zustand, den die meisten Übenden zuverlässig erst nach einer sehr langen Zeit erreichen. Wenn Gedanken kommen, sollten Sie sich auf das zweisilbige Wort konzentrieren. Weitere Möglichkeiten zur Ausschaltung oder Beruhigung des Gedankenfeuerwerks sind
- Zählen der Atemzüge von 1 bis 10,
- ausschließliche Konzentration auf die Atmung,
- Vorstellung von Bildern (zum Beispiel Flamme, Baum).

Durch die Zeit der Gedankenstille werden die besten gesundheitlichen Ergebnisse erzielt.

Vorbeugende Maßnahmen der Selbstbehandlung | Anfälle verhüten

PRAXIS

Auf dem Weg zur Gedankenstille – Meditation für Anfänger

Es ist nicht schwer, die Meditationspraxis zu erklären. Wie es sich damit verhält, Meditation zu erlernen, probieren Sie am besten selbst aus. Hier die wichtigsten Hinweise:

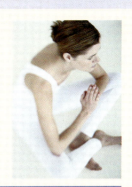

Meditieren Sie an einem ruhigen Ort.

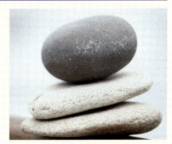

Nehmen Sie eine bequeme Lage ein. Wer es kann, wählt den Lotus- oder Schneidersitz (Meditationskissen sind hilfreich). Es geht aber auch das gerade Sitzen auf einem Stuhl.

Denken Sie sich ein Wort mit zwei Silben aus, zum Beispiel … Atmen Sie bei der ersten Silbe ein, bei der zweiten aus. | Ru- he oder Stil- le.

Während Sie entspannt das zweisilbige Wort denken, dürfen alle anderen Gedanken kommen und gehen, aber nicht bleiben.

Beenden Sie die Meditation nach 10–30 Minuten.

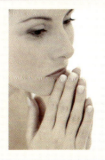

Wie kann man Anfälle verhüten?

▶ Yoga

Beim Yoga handelt es sich um eine aus acht Stufen bestehende Lehre aus dem alten Indien, das die Selbstvervollkommnung des Menschen durch die Harmonisierung von Leib und Seele anstrebt. Die dritte Stufe, das Hatha-Yoga, lehrt das, was wir im Westen eigentlich unter Yoga verstehen, nämlich Übungen für die Körperhaltung und Beweglichkeit, zur Verbesserung der Leistungsfähigkeit der inneren Organe und Entspannung. Die Körperübungen sind daher eine sehr gute Hilfe zur Prophylaxe und Therapie von Stress und auch von Migräne.

Im Alltag anwendbar: Atemübungen des Yoga

Eine Stufe des Yoga gilt der Atmung-mithilfe von Atemübungen (Pranayama) kann eine tiefe Beruhigung und Entspannung erreicht werden. Probieren Sie es aus! Fühlen Sie den Puls und atmen Sie wie in Tabelle 2 beschrieben.

Die Betonung und Verlängerung der Ausatmung führt zu einer ganz erheblichen Entspannung. Das erfordert allerdings eine gewisse Übungszeit. – Es gibt zwar inzwischen zahllose Atemtechniken, letztendlich haben sie alle ähnliche Auswirkungen. Es ist erstaunlich, wie durch so kleine Eingriffe so große Wirkungen erzielt werden können.

Dem Stress im Alltag anders begegnen

Stress ist wahrlich kein »›Geschenk‹ des Himmels«, Migräne schon gar nicht: Viele Stressoren können wir sicherlich nicht vermeiden, doch Stressoren existieren nicht nur außerhalb unserer Persönlichkeit, sondern können auch in uns verwurzelt sein. Deshalb ist es durchaus sinnvoll, lieb gewordene Gewohnheiten, auch lästige Eigenschaften oder einfach unsere Einstellung, mit der wir dem Leben entgegentreten,

Tab. 2 Atemübungen für jede Gelegenheit.

	Einführende Atemübung	Atemübung zur Beruhigung	Atemübung zum Fitwerden
Einatmung	4 Pulsschläge	4 Pulsschläge	8 Pulsschläge
Pause	2 Pulsschläge (nicht pressen)	2 Pulsschläge (nicht pressen)	4 Pulsschläge (nicht pressen)
Ausatmung	4 Pulsschläge	8 Pulsschläge	4 Pulsschläge
Pause	2 Pulsschläge	4 Pulsschläge	2 Pulsschläge

daraufhin zu überprüfen, ob hier nicht vielleicht doch eine Verbindung zur Migräne besteht ...

> **WICHTIG**
>
> **Was ist eigentlich Lebensqualität?**
>
> ... Feiern bis nachts um 4, Extremsportarten, lange Sitzungen vor Fernseher oder Computer? Wirklich? Ist der Preis nicht zu hoch? – »Wenn Du nicht kannst, was Du willst, dann wolle, was Du kannst.« kann hier ein hilfreicher Leitspruch sein.

▶ **Kneippsche Ordnungstherapie**

Grundgedanke der Kneippschen Ordnungstherapie ist es, dem Leben seine natürliche Ordnung zurückzugeben: einen dem Biorhythmus entsprechenden Tagesablauf zu pflegen, zu überlegen, was wirklich wichtig ist – und danach zu leben. Für Migränepatienten heißt das: Alles vermeiden, was das Erregungsniveau erhöht und immer auf den gesunden Mittelweg achten zwischen ...

- zu viel schlafen oder zu wenig schlafen,
- nichts essen oder zu viel essen,
- keinen Sport zu betreiben oder sich stark zu überlasten,
- Stress oder zu starker Entspannung usw.

> **HINTERGRUND**
>
> **Fragen für stille Stunden**
>
> - Was möchte ich (noch) in meinem Leben erreichen? Was ist nicht nötig?
> - Freue ich mich genug? Wie kann ich mehr Freude in mein Leben bringen?
> - Worüber ärgere ich mich häufig? Wie kann ich das ändern?
> - Fühle ich mich geborgen, biete ich meinen Angehörigen genug Geborgenheit?
> - Bekomme ich genug Anerkennung? (Vorsicht, Migränepatienten! Das ist eine verbreitete Fußangel. Die Suche nach Anerkennung hängt eng mit den starken Migräneauslösern Überlastung und Zeitdruck zusammen.) Wo ist hier mein Mittelweg?
> - Kann ich auch »Nein« sagen, wenn es berechtigt ist oder wenn mir eine Überlastung droht?
> - Bin ich glücklich? Wenn nicht, warum bin ich es nicht? Weiß ich das Glück der kleinen Dinge zu schätzen: eine zärtliche Berührung, ein ehrliches Lob, ein schönes Geschenk, eine kleine Besserung? In diesem Zusammenhang meint Goethe: »Es ist es nicht das höchste Glück gesund zu sein, sondern gesund zu werden.«
> - Kann ich richtig genießen oder hetze ich nur von einer Vergnügung zur anderen? Freue ich mich richtig über einen Sonnenuntergang, eine schöne Landschaft, ein schönes Essen, eine schöne Musik?

Wie kann man Anfälle verhüten?

Das erfordert natürlich auch, Energien zu bündeln und Wichtiges von Unwichtigem zu unterscheiden. Daher sollte man sich ab und zu einmal bestimmte (Lebens-)Fragen stellen, die die eigentlichen Motive unseres Handelns beleuchten.

Stress- und Ärgerprophylaxe

Sie können das Maß Ihres Stresses wesentlich vermindern, wenn Sie Ärger abbauen. Überprüfen Sie dazu doch zunächst einmal Ihre eigenen Ansichten und vervollständigen ganz spontan den folgenden Satz:

»Die Welt ist voller …«

Die Antworten kann man meist zwei Kategorien zuteilen. Die eher negativ gestimmten Menschen (immerhin zwei Drittel aller Deutschen) sagen: »Die Welt ist voller Dilettanten, voller Probleme …« Die eher positiv gestimmten Menschen sagen: »Die Welt ist voller Wunder, voller schöner Dinge, voller Überraschungen …«
Es ist, als hätten wir alle eine Brille auf, mit der wir sehen, wonach wir sehen. Die Sichtweise aber hat unmittelbare Konsequenzen für, unter anderem, die Migräne:
- Schwarzseherei ist mit Ärger, Angst und Stress verbunden. Das aber führt zur Ausschüttung von Noradrenalin: Muskeln verspannen, das Herz rast, der Schlaf ist gestört … und der Anfall naht.
- Die positive Sicht führt oft zur Ausschüttung von Glückshormonen. Wir fühlen uns wohl, im Körper funktioniert alles gut, wir haben eine gute Stimmung, weniger Schmerzen und schlafen gut.

WICHTIG

Migräne und die Macht der Gedanken

Wer denkt: »Hoffentlich bekomme ich keine Migräne!«, stellt die Weichen für den nächsten Anfall; wer denkt: »Heute wird es ein schöner Abend, wir sitzen fröhlich beisammen, reden in Ruhe usw.«, der hat tatsächliche gute Aussichten auf einen schönen Abend. »Positives Denken« ist also ein gutes Motto für Migränepatienten.

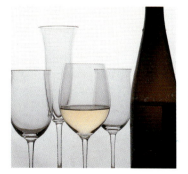

Bestandsaufnahme machen
- Notieren Sie eine Woche lang, worüber Sie sich ärgern, über den Partner, die Kinder, den Chef, die Kollegen, Ereignisse, Geräte oder sich selbst.

Maßnahmen planen
Beseitigen Sie bekannte Ärgernisse. Wenn Sie sich ständig über ein defektes Gerät ärgern, dann kaufen Sie sich lieber ein neues.
- Bevor der Ärger Sie überkommt: 10 x tief atmen oder, noch besser, eine Kurzentspannung durchführen.
- Überlegen Sie, was Sie in 10 Jahren zu dem Ärgernis sagen würden. Ist es dann klein und nichtig?
- Entwickeln Sie eine optimistische Grundeinstellung. Werden Sie gelassener. Autogenes Training, Yoga oder andere Entspannungsmethoden helfen Ihnen dabei.
- Wenn Sie gereizt sind, reagieren Sie sich ab (Gartenarbeit, um das Haus rennen (wenn Sie mögen), Sauna oder Entspannungsübungen).
- Mancher erwartet ein Ärgernis und ärgert sich schon im Vorfeld. Oft tritt das Ereignis aber gar nicht ein: Umsonst geärgert! Warten Sie deshalb ein wenig mit dem Ärgern ...
- Vermeiden Sie bei Gesprächen Themen, von denen Sie von vornherein wissen, dass es damit Ärger gibt. Ausnahmen dafür sind natürlich entscheidende Probleme zum Beispiel in der Ehe oder am Arbeitsplatz.
- Wie im Straßenverkehr sollte man auch im täglichen Leben nicht auf bestimmten Rechten bestehen. Oft erzeugt man sich damit viel Ärger, indem man zum Beispiel etwas verbietet, was man erlauben könnte. Seien Sie großzügiger.
- Oft wissen unsere Mitmenschen gar nicht, worüber wir uns ärgern. Wer nach reiflicher Überlegung immer noch an seinen berechtigten Ärger glaubt, sollte das Thema aber auf jeden Fall ansprechen. Seien Sie dabei nicht vorwurfsvoll und versuchen Sie den Partner auch zu verstehen, warum er so handelt.

Und zum guten Schluss: Akzeptieren Sie etwas Ärger. Wenn viele Menschen zusammenarbeiten oder -leben, dann sind immer welche dabei, die wir unsympathisch, schwatzhaft oder gehässig finden. Was nützt es, wenn Sie sich ärgern? Sie können nicht die ganze Welt verändern. Aber Sie können sich, Ihr Verhalten und Ihre Einstellung ändern und damit viel Ärger vermeiden!

▶ Zeitmanagement
Der Tag hat 24 Stunden. Zusätzliche Zeit können wir nicht bekommen, also müssen wir die vorhandene Zeit effektiver nutzen, wenn Gefühl oder Lebensplanung sagen, dass chronischer Zeitmangel ein Problem ist ...

Wie kann man Anfälle verhüten?

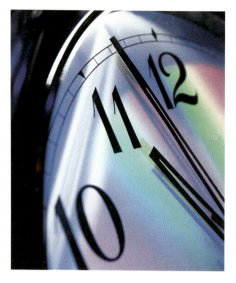

Bestandsaufnahme machen
Welche Ziele verfolgen Sie? Notieren Sie sie. Schreiben Sie danach drei Tage lang all Ihre Akitvitäten auf und bilanzieren Sie: Hat jede Aktivität geholfen, den Zielen näher zu kommen oder war vieles unnötig? Bei einer solchen Bilanzierung sieht man dann schon, wo noch Zeitreserven liegen.

Maßnahmen planen
Dann kann man sich überlegen, wofür man mehr Zeit verwenden will und welche Aktivitäten entfallen können.
- Überlegen Sie, welche Tätigkeiten nicht oder nicht täglich erforderlich sind.
- Lösen Sie sich aus Verbindungen, an denen Sie keinen Spaß mehr haben.
- Nehmen Sie sich nicht mehr Arbeit vor, als Sie schaffen können.
- Verzichten Sie bei Gesprächen auf Belangloses, konzentrieren Sie sich auf Wichtiges.
- Telefonieren Sie ökonomischer. Rufen Sie gleich morgens oder mittags an und versuchen Sie mehrere Gespräche hintereinander zu erledigen. Fassen Sie sich kurz und lassen Sie sich nicht aufhalten. Verabschieden Sie sich, weil Sie eine dringende Arbeit zu erledigen haben.
- Versuchen Sie begonnene Arbeiten konsequent zu Ende zu führen. Lassen Sie sich nicht ablenken, machen Sie nicht plötzlich andere Arbeiten. So vermeiden Sie, dass Sie bestimmte Dinge mehrfach tun.

Aktiver vorbeugen durch mehr Bewegung
Vieles spricht dafür, dass regelmäßige und maßvolle körperliche Bewegung Migräneanfälle reduzieren bzw. verhüten und Medikamente einsparen kann.

Warum wirkt mehr Bewegung bei Migräne positiv?
Ausdauertraining …
- hat Wirkungen, die denen der Betarezeptorenblocker (bei Migräne Therapie der Wahl) sehr ähnlich sind,
- kann den Endorphinspiegel und damit auch die Schmerzschwelle erhöhen.

Vorbeugende Maßnahmen der Selbstbehandlung — Anfälle verhüten

> **PRAXIS**
>
> ### Damit spart man viel Zeit!
>
> - **Zeitpläne.** Machen Sie sich jeden Abend einen Plan, was Sie am nächsten Tag tun wollen. Führen Sie diese Tätigkeiten eine nach der anderen durch. Verzetteln Sie sich nicht und lassen Sie sich nicht ablenken.
> - **Zusammenhängende Arbeitszeiten.** Planen Sie zusammenhängende Arbeitszeiten. Gehen Sie nicht wegen jedem kleinen Problem zu Ihrem Chef, sondern sammeln Sie, wenn möglich, die Fragen und besprechen Sie sie zusammen.
> - **Auch andere können etwas tun.** Erledigen Sie nicht alles selbst, auch der Ehepartner und die Kinder können Aufgaben übernehmen. Fangen Sie damit aber bedächtig an. Und: Loben Sie auch selbstverständliche Dinge.

- führt zu einer Normalisierung der vegetativen Reaktionslage (Stressanfälligkeit),
- führt zur Reduzierung von Angst und Depression und kann damit migränefördernde Faktoren abbauen!
- senkt den Insulinspiegel und trägt damit zur Verhütung von Hypoglykämien bei.

- Bei Migränepatienten wurden Störungen in den Mitochondrien, das heißt den Kraftwerken der Zellen nachgewiesen. Sport ist eine der wenigen Möglichkeiten, die Zahl der Mitochondrien zu erhöhen und damit mehr Energie bereitstellen zu können.

Welche Sportart sollte man wählen, was muss man beachten?

Es sollte eine Ausdauersportart sein wie
- Jogging oder (Nordic) Walking, Radfahren, Schwimmen, Tanzen und andere.

Nur bei einem intensiven Lauftraining müsste vor Beginn der Arzt befragt werden. Angehende Sportler über 40 sollten vor dem Training generell einen Herz-Kreislauf-Check beim Arzt machen lassen.

Auch einfaches zügiges Spazierengehen ist als Bewegungsplus durchaus wirksam. Für Vielbeschäftigte ist ein Heimfahrrad sinnvoll, auf dem man dann während des Fernsehens viele Kilometer fahren kann. – Für Migränepatienten ist die Kombination von Sport und Entspannung besonders empfehlenswert: Vielleicht sagt Ihnen
- Yoga, Tai Chi oder Chi Gong zu?

Wie (häufig) sollte man Sport treiben?

Ein optimales »Migränetraining« nimmt täglich 20 Minuten in Anspruch.

Wie kann man Anfälle verhüten?

Wem das nicht möglich ist, der kann auch zwei- bis dreimal pro Woche 30–45 Minuten trainieren. Damit haben Sie zusätzlich eine gute Grundlage für dauerhafte körperliche Fitness. Dabei sollten Sie sich noch unterhalten können und nie in Atemnot kommen. Wichtig ist auf jeden Fall, für eine ausreichende Wasserzufuhr zu sorgen.

Achten Sie auf gute Haltung!
Migränepatienten haben oft aufgrund einer Überbeweglichkeit eine schlechte Haltung, die den Bewegungsapparat massiv belastet und zu Verspannungen im Nackenbereich führt. Und diese Verspannungen können auch Migräneanfälle auslösen.

Eine schlechte Haltung lässt sich aber durch Training der dynamischen Muskeln (zum Beispiel durch Spazierengehen oder Joggen) nicht wesentlich verbessern. Das ist nur durch Training statischer Muskeln, der Haltemuskeln, möglich.

> **PRAXIS**
>
> **Nehmen Sie sich ein Beispiel!**
>
> Frauen in Afrika und Indien, die häufig Wassergefäße auf dem Kopf tragen, haben praktisch keine Kreuz- oder Kopfschmerzen. Warum? Die Frauen haben eine tadellose Körperhaltung!
>
> **Gesunde Kopflastigkeit**
> Ein Gewicht auf dem Kopf führt automatisch dazu, dass wir uns strecken. Nun brauchen wir dazu keinen Wasserkrug, zwei schwere Bücher tun es auch.
> - Werbepause? Balancieren Sie die Bücher auf dem Kopf.
> - Verstärken können Sie den Effekt, wenn Sie zwei Hanteln oder andere Gewichte in die Hände nehmen und sie heben und senken.

Diese Präparate können helfen ...

Zur Stabilisierung des körperlichen Gleichgewichtes gibt es natürliche Helfer. Das können zum einen pflanzliche Präparate sein, zum anderen Stoffe, die der Körper ohnehin benötigt: Dem Erdalkalimetall Magnesium kommt in diesem Zusammenhang eine zentrale Rolle zu.

Magnesium – das Kardinalmittel
Der Organismus benötigt Magnesium, um nicht weniger als 300 Stoffwechselvorgänge überhaupt durchführen zu können. Es liegt auf der Hand, dass ein Magnesiummangel zu zahlreichen Störungen führen kann, ja muss – zum Beispiel zu Verkrampfungen der Gefäße, Muskeln, aber auch der Psyche, zu

Vorbeugende Maßnahmen der Selbstbehandlung | Anfälle verhüten

Verstopfung, Abgeschlagenheit am Tag, Schlaflosigkeit in der Nacht.

Magnesiummangel ist zwar nicht die Ursache, aber ein häufiger Auslöser für Migräne. Daher gilt es, einem Magnesiummangel durch erhöhte Magnesiumaufnahme auch über die Ernährung vorzubeugen – aber ohne konzentrierte Präparate und/oder Mineralwasser geht es meist nicht.

Welche Hinweise für einen Magnesiummangel gibt es?

In Belastungstests wird Magnesium verabreicht und nach einer Zeit im Urin wieder gemessen. Aus der Differenz »vorher – nachher« kann man sehen, wie viel Magnesium im Körper verbleibt. Behält er viel Magnesium zurück, ist von einem Mangel auszugehen – und das ist bei Migränepatienten häufig der Fall.

Da sich bei Erwachsenen oft schwer entscheiden lässt, ob ein Magnesiummangel Ursache oder Folge eines langjährigen Migräneleidens ist, sind die Ergebnisse bei Kindern noch wichtiger. Und tatsächlich haben auch jugendliche Migränepatienten niedrigere Magnesiumwerte in den roten Blutkörperchen, im Blutserum und im Speichel.

Bei Kindern mit Migräne war die intrazelluläre Magnesiumkonzentration im Gehirn um etwa 25 Prozent vermindert.

> **WISSEN**
> #### Auch die Seele braucht Magnesium
> Wer zu wenig Magnesium hat, regt sich leichter auf, bei jeder Aufregung wird aber zusätzlich Magnesium ausgeschüttet und dann ausgeschieden – ein Teufelskreis. Hierzu eine kleine Selbstüberprüfung mit wohl mehr Aussagekraft als eine Serumanalyse.
> - Sind Sie generell eher angespannt und schnell überreizt?
> - Fällt es Ihnen schwer, äußerlich und innerlich wirklich zur Ruhe zu kommen?
> - Sind Sie zwar äußerlich ruhig, aber könnten Sie sich mit folgender Aussage identifizieren: »Um den Schein zu wahren, reiße ich mich zusammen, aber in meinem Inneren, da bebt es häufig.«

Woran kann man einen Magnesiummangel erkennen?

Magnesium wird im Blutserum bestimmt. Doch auch wenn Ihre Serumwerte im normalen Bereich liegen, kann durchaus eine Mangelsituation vorliegen – denn entscheidend ist der tatsächliche Magnesiumgehalt in den Körperzellen (Muskeln, Gefäße, Gehirn). Lediglich verminderte Werte im Blutserum geben einen Hinweis auf einen Magnesiummangel.

Deshalb hilft es oftmals weiter, auf andere körperliche Beschwerden zu ach-

Wie kann man Anfälle verhüten?

ten. Auf einen Magnesiummangel deutet hin, wenn …
- Sie oft kalte Hände oder Füße haben (Hinweis auf verkrampfte Gefäße),
- Sie oft Nackenverspannung oder – im typischen Fall – Wadenkrämpfe haben (Hinweis auf verkrampfte Muskeln),
- sich die Psyche schnell »verkrampft«.

Wodurch kann ein Magnesiummangel bei Migränepatienten entstehen?

Magnesiummangel scheint größtenteils ein ernährungsbedingtes Problem zu sein. In bestimmten Gebieten Afrikas und Japans, in denen sich die Bevölkerung sehr magnesiumreich ernährt, ist die Migräne weltweit am seltensten. Andererseits sind nur 25 Prozent der Bevölkerung der »Wohlstandswelt« mit ausreichend Magnesium versorgt. In Deutschland sieht das nicht viel besser aus: Lediglich 235 mg Magnesium nimmt der Durchschnittsbürger pro Tag zu sich. Die Deutsche Gesellschaft für Ernährung fordert 350 mg pro Tag. Die wichtigsten Ursachen sind:
- Magnesiummangel in der Ernährung bzw. dem Trinkwasser (Ernährung),
- Magnesiumverluste durch Stress und durch häufiges Erbrechen im Rahmen der Migräneanfälle (Lebensbedingungen),
- stoffwechselphysiologische Bedingungen, die einen Magnesiummangel begünstigen (genetische Voraussetzungen).

> **WISSEN**
>
> ### Info: Magnesiummangel und Migräne bei …
>
> - **Erbrechen:** Anfallsbedingtes Erbrechen kann bei längerer Dauer zu erheblichen Magnesiumverlusten führen.
> - **anderen Migräneauslösern:** Viele Auslöser der Migräne (Stress, Alkohol, Kaffee, Wetterwechsel) führen zu einer erhöhten Ausscheidung von Magnesium.
> - **ungünstigen Tageszeiten:** Viele Migräneanfälle beginnen am Morgen, wenn der Magnesiumspiegel am niedrigsten ist.
> - **der Geburt:** Nach der Geburt ist ein Absinken des Magnesiumspiegels feststellbar. Das könnte die Häufigkeit von Migräneanfällen nach der Geburt erklären.
> - **Diät:** Viele Migräneanfälle treten nach Auslassen einer Mahlzeit, bei Diätkuren oder bei Beginn eines Fastens auf. Dabei kommt es zu einem Absinken des Blutzuckerspiegels. Magnesiummangel fördert zusätzlich ein Absinken des Blutzuckerspiegels, die Hypoglykämie. Dadurch kann eine Migräne noch schneller ausgelöst werden.

Wie effektiv ist die Vorbeugung mit Magnesium?

In einer Studie zur vorbeugenden Wirkung von Magnesium auf Migräne führte die Gabe von 600 mg elementarem Magnesium (als Magnesiumzitrat) zu einer Senkung der Migränetage (von 4,8 auf 2,9 pro Monat) und -intensität. In weiteren Studien wurden ähnliche positive Ergebnisse erzielt. Derartige Untersuchungen und die Erfahrungen aus (nicht nur) meiner Praxis zeigen, dass das relativ kostengünstige und nebenwirkungsarme Magnesium für viele Migränepatienten eine wesentliche Hilfe sein kann. Besonders langjährige Migränepatienten profitieren oft davon.

> **MERKE**
>
> Fazit: Durch eine Magnesiumtherapie von 600 mg und eine begleitende Entspannungstherapie wird die Zahl der Migräneanfälle mindestens halbiert.

10–20 Prozent der Patienten werden beschwerdefrei, bei 40–50 Prozent stellt sich eine Besserung ein, mit der die Patienten zufrieden sind.

▶ **Therapie**

Wie viel Magnesium braucht der Mensch?

Wichtig ist die Menge des reinen Magnesiums. Für einen gesunden Menschen empfiehlt die Deutsche Gesellschaft für Ernährung 300–400 mg reines Magnesium pro Tag (bei Erwachsenen, bei Kindern die Hälfte). Wenn 350 mg Magnesium pro Tag für einen Gesunden gelten, so kann bei Magnesiummangel eine Dosis von 600 mg angesetzt werden. Bei dieser Dosierung habe ich in meiner Praxis noch nicht feststellen können, dass der Magnesiumspiegel im Blut über den Normwert hinaus angestiegen wäre.

Welche Magnesiumpräparate sind empfehlenswert?

Magnesium tritt immer in Verbindung mit einem Salzrest auf. Wenn in einem Salz aber nur 25 mg Magnesium und 475 mg Salzrest enthalten sind, dann braucht man zum Beispiel 24 Dragees, um auf die angestrebte Menge von 600 mg reinem Magnesium (bis zu dieser Menge können Sie sich selbst behandeln) zu kommen. Und wer tut sich das Tag für Tag an?

Von den über 50 Magnesiumpräparaten auf dem Markt führen nur wenige in einer verträglichen Menge zu der gewünschten Dosis. In meiner Praxis haben sich bewährt:
- Magnesium Verla® 300 oder
- Magnesium Diasporal®-Granulat.

Magnesiumpräparate sind rezeptfrei in Apotheken erhältlich, manche werden auch im Reformhaus oder in Lebensmittelketten angeboten. Bezahlen müssen Sie die Präparate allerdings selbst, denn die gesetzlichen Kassen und auch einige Privatkassen übernehmen die Kosten nicht.

Wie dosiert man Magnesiumpräparate?

Aufgrund der guten Bioverfügbarkeit können Sie Magnesium auch in einem

Wie kann man Anfälle verhüten?

magnesiumreichen Mineralwasser zu sich nehmen. So trinken Sie mehr und reduzieren zusätzlich einen weiteren migräneauslösenden Faktor:

- früh morgens zum Beispiel einen Beutel Magnesium Verla® 300 Granulat (bei Verstopfung: vor dem Frühstück, bei Durchfallneigung während des Essens oder gelöst in einer Flasche Mineralwasser, die im Verlauf des Morgens getrunken wird),
- abends zum Beispiel einen Beutel Magnesium Verla® 300 Granulat.

Mit welchen Folgeerscheinungen muss bzw. darf ich rechnen?
Der Stuhl wird oft weicher; das ist meist eine eher erfreuliche Nebenwirkung. Nur selten kommt es zum Durchfall. Dann geht man mit der Dosierung zurück und gibt dem Darm Zeit, sich an die Magnesiumgaben zu gewöhnen. Nach einer Weile verträgt er dann auch 600 mg.

Bleibt die Durchfallsneigung bestehen, sollte man die Einnahme der zwei Beutel in mehreren Dosen durchführen (zum Beispiel 4 × 1/2 Beutel), das Magnesiumgranulat in einem Liter Wasser auflösen und dieses über den Tagesverlauf verteilt trinken.

Die Einnahme des auch im Körper vorkommenden Magnesiumcitrats hat

---

KURZGEFASST

So dosieren Sie Magnesium

Was hilft?	Elementares Magnesium in Form von Magnesiumcitrat, zum Beispiel Magnesium Verla 300 oder Magnesium Diasporal-Granulat.
Wie viel?	600 mg pro Tag
Verschreibungspflichtig/absetzbar?	nein
Wie häufig?	Je nach Verträglichkeit 2 × pro Tag
Wie lange?	Bis zum Abklingen der Beschwerden und 1/2 Jahr darüber hinaus
Bitte beachten:	Die einzige Nebenwirkung der Magnesiumeinnahme können mögliche Durchfälle sein. Gewöhnen Sie dann Ihren Darm langsam an die Magnesiumgabe. Verstärken Sie die Wirkung der Therapie durch eine regelmäßig praktizierte Entspannungstechnik

nicht nur eine migränevermindernde Wirkung, sondern kann auch andere positive Wirkungen mit sich bringen, nämlich
- mehr Ruhe, besseren Schlaf,
- weniger Verspannungen, weniger Verstopfung,
- geringere Neigung zu depressiven Verstimmungen,
- ruhigere Atmung, mehr Energie,
- wärmere Hände und/oder Füße,
- Schutz vor Herz- und Nierenerkrankungen,
- bei Frauen: weniger Menstruationsstörungen,
- bei Imigran-Therapieresistenz: durch längerfristige Gabe von Magnesium kann Imigran seine Wirksamkeit zurückgewinnen.

Wie lange nehme ich Magnesium?
Nehmen Sie Magnesium so lange ein, bis keine Migräneanfälle mehr auftreten oder Sie mit Ihrem Zustand zufrieden sind. Von diesem Zeitpunkt an nehmen Sie es noch ein halbes Jahr, bevor Sie den Auslassversuch (Reduktion bzw. Weglassen des Präparats) starten.

Kräuter und Kräuterpräparate

▶ **Pestwurz**

Wirksamkeit:
Pestwurz wirkt krampflösend und hemmt die Freisetzung entzündungs-

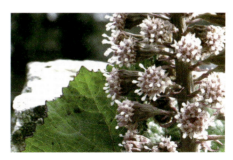

▲ Pestwurz

fördernder Stoffe. In einer Studie konnte belegt werden, dass die Wirksamkeit der normalerweise von der Schulmedizin verordneten Migräneprophylaktika entspricht, Pestwurz aber praktisch keine Nebenwirkungen hat.

Darreichungsform:
Pestwurz ist unter dem Namen Petadolex erhältlich und kann auch bei Kindern eingesetzt werden.

Dosierung:
Beginnen Sie mit 3 × 2 Kapseln täglich und gehen Sie nach 6 Wochen zu 2 × 2 Kapseln über. Wenden Sie das Präparat über 3–4 Monate an.

Nebenwirkungen:
keine

▶ **Ingwer und Chrysantheme**

Wirksamkeit:
In der indischen Medizin werden Ingwer und Chrysantheme zur Prophylaxe

Wie kann man Anfälle verhüten?

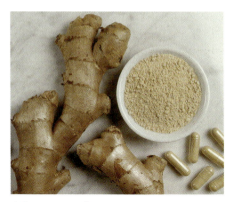

▲ Ingwerwurzel

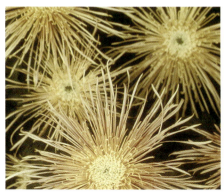

▲ Chrysantheme

der Migräne empfohlen. In Deutschland gibt es das Präparat Zintona, das ursprünglich gegen Seekrankheit eingesetzt wurde: Bei einem Migräneanfall genommen, bleibt der Schmerz zwar mehrere Stunden bestehen, er ist aber nur noch schwach und erlaubt weiterzuarbeiten. Außerdem beseitigt es die Übelkeit.

Darreichungsform:
Die Empfehlung für einen Tee lautet: zwei Teile Ingwer und ein Teil Chrysantheme. Das Präparat Zintona wird als Kapsel angeboten.

Dosierung:
Tee als Prophylaxe – von der Mischung einen Teelöffel in eine große Tasse geben und diese mit 200 ml kochendem Wasser übergießen. Ziehen lassen, abseihen und trinken (über den Tag verteilt 2–3 Tassen).

Zintoa als Akutmedikamentation – stündlich eine Kapsel einnehmen, bis der Kopfschmerz verschwunden ist.

Nebenwirkungen:
keine

▶ **Johanniskraut**

Wirksamkeit:
Es gibt zwar noch keine wissenschaftlichen Untersuchungen zur Wirkung von Johanniskraut auf die Migräne, Kollegen berichteten mir aber über Besserungen durch Johanniskraut. Dies ist auch durchaus erklärbar, da synthetische Medikamente wie zum Beispiel Amitriptylin – ähnlich wie Johanniskraut – die Konzentration von Noradrenalin und Serotonin im Gehirn erhöhen. Für Amitriptylin ist eine positive Wirkung auf die Migräne nachgewiesen. Wenn keines der anderen Mittel geholfen hat, ist ein Versuch mit Johanniskraut durchaus angebracht.

Vorbeugende Maßnahmen der Selbstbehandlung | Anfälle verhüten

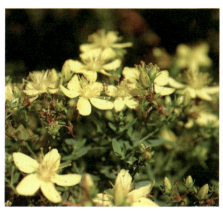
▲ Johanniskraut

Darreichungsform:
Kapseln, Dragees, Tee. Der Teeaufguss ist allerdings recht schwach dosiert.

Dosierung:
300–600 mg (das heißt meist 2–3 Dragees)

Nebenwirkungen:
Johanniskraut kann die Wirkung anderer Medikamente erheblich beeinflussen. Dieses Mittel sollte deshalb vor allem dann zum Einsatz kommen, wenn

KURZGEFASST

Gegen Migräne sind Kräuter gewachsen

Was hilft?	Pestwurz	Ingwer und Chrysantheme	Johanniskraut
Darreichungsform bzw. Präparat?	Petadolex® (Kapseln)	Tee	Dragees, Kapseln
Verschreibungspflichtig/absetzbar?	Nein	Nein	meist nein
Wie viel?	Zunächst 3 x 2 Kapseln, später 2 x 2 Kapseln	Tee: 2–3 Tassen pro Tag	1–2 Kapseln
Wie lange?	3–4 Monate	Immer	3–4 Monate
Bitte beachten	Auch bei Kindern einsetzbar	–	Johanniskraut kann im Sommer zu allergischen Hautreaktionen führen; Johanniskraut kann die Wirkung anderer Medikamente beeinflussen

Wie kann man Anfälle verhüten?

Sie keine anderen Medikamente einnehmen. Bis auf eine gelegentliche Sonnenunverträglichkeit (deshalb: Vorsicht bei intensiver Sonneneinstrahlung) hat Johanniskraut keine Nebenwirkungen.

Vitamine, Mineralien und weitere orthomolekulare Stoffe

Weg und Ziel der orthomolekularen Medizin charakterisierte der Nobelpreisträger Linus Pauling als »Erhaltung eines guten Gesundheitszustandes und (die) Behandlung von Krankheiten durch die variable Konzentration von Substanzen im menschlichen Körper, die normalerweise vorhanden und für die Erhaltung der Gesundheit erforderlich sind«. Bei den erwähnten Substanzen, den orthomolekularen Stoffen, handelt es sich um Vitamine, Mineralien, essenzielle Fett- und Aminosäuren, Spurenelemente und vitaminähnliche Stoffe (Vitaminoide).

Viele Menschen arbeiten auf diesem Feld vorbeugend und eigenverantwortlich. Denn: »Mit Vitaminen und Mineralien kann man doch nicht viel falsch machen.« – Das stimmt, die Wirksamkeit dieser Therapie wird aber im Wesentlichen von der exakten Dosierung bestimmt. Und diese ist variabel und kann auch manchmal die 100fache Menge der sonst üblichen Dosis betragen. Deshalb ist die Zusammenarbeit mit einem Arzt (für Naturheilverfahren) besonders wichtig.

Das Wo und Wie der orthomolekularen Therapie

Vitamine und Mineralstoffpräparate sind nicht verschreibungspflichtig: Sie bekommen sie in Apotheken, Reformhäusern, Drogerieketten und Lebensmittelmärkten – und natürlich im Internet. Der Markt ist groß, dementsprechend breit gefächert ist auch die Qualität der Produktpalette ...

Wie gehen Sie vor? Wem das »Gießkannenprinzip« der Komplexpräparate nicht behagt, kann die wichtigsten Mikronährstoffe einzeln oder als Kombinationspräparat von wenigen orthomolekularen Stoffen zum Einsatz bringen. Drei Monate lang überprüfen Sie dann mithilfe Ihres Migränekalenders den Effekt.

▶ **Diese Vitamine sind wichtig: Vitamin-B-Komplex, Vitamine C und E**

Vitamin B_2 (Riboflavin)

Studien belegen, dass Vitamin B_2 in einer Dosis von 25 mg zur Besserung der Migräne führt, mit Sicherheit keine Nebenwirkungen hat und finanziell auch noch tragbar ist.

Dosierungsempfehlungen/Hinweise:
30 mg, das heißt 3 Tabletten (gängige Darreichungsform: 10 mg/Tablette) pro Tag.

So kann eine Kombinationsbehandlung aussehen

Nach unseren Erfahrungen bietet sich zur Migräneprohylaxe vor allem folgende Kombination an:
- Magnesiumzitrat: 600 mg
- Vitamin B_6: 30–100 mg
- Vitamin B_2: 30 mg
- Vitamin E: 300 mg
- Omega-3-Fettsäuren (nach Angaben des Herstellers zum Beispiel 1 × 1 Zodin)

Kontrollieren Sie die Behandlung mithilfe Ihres Migränekalenders. Bei Erfolg können Sie versuchen, nach und nach einzelne Stoffe zu reduzieren oder auszulassen.

Vitamin B_3

Bei Migränevarianten, bei denen sich im Intervall die Gefäße verkrampfen, soll Vitamin B_3 gute Erfolge erbringen. Vitamin B_3 wirkt auch bei der Prophylaxe von Unterzuckerungen und Cholesterinerhöhungen, die beide Migräneanfälle auslösen können.

Dosierungsempfehlung/Nebenwirkungen:

Die Empfehlungen reichen von 3 × 6 mg bis zu 6 × 65 mg/Tag. Hierbei können Gesichtsrötungen auftreten, die aber meist schnell wieder vergehen.

Vitamin B_6

Vor dem Migräneanfall kommt es zu einem Serotoninmangel. Vitamin B_6 hingegen ermöglicht die Umwandlung von 5-Hydroxy-Tryptophan zu Serotonin und wirkt so vorbeugend.

- Zusätzlich steigert Vitamin B_6 die Aktivität der Diaminooxidase, des Ferments im Dünndarm, das Histamin abbaut. Das reduziert die Möglichkeit einer Migräneauslösung.
- Vitamin B_6 vermindert auch den bei Migränepatientinnen erhöhten Östradiolspiegel. Dadurch ist dann der Östradiolabfall vor der Regel nicht mehr so stark – die Migräne wird schwächer oder entfällt.
- Der Progesteronspiegel wird durch Vitamin B_6 erhöht. Progesteron wiederum erhöht den Serotoningehalt im Gehirn: Ein erhöhter zentraler Serotoningehalt ist wirksam als Migräneprophylaxe.
- Darüber hinaus wirkt Vitamin B_6 als Magnesiumfixator und erhöht damit die Magnesiumwirkung.

Dosierungsempfehlung:
30 bzw. 60–100 mg/Tag.

Vitamin B_{12}

Die amerikanische Ernährungsgesellschaft empfiehlt Migränepatienten als Nahrungsergänzung die Vitamine B_6, B_{12} und Folsäure als Komplexpräparat.

Wie kann man Anfälle verhüten?

Dosierungsempfehlung:
Vitamin B_6: 3–6 mg, Vitamin B_{12}: 3–30 µg, Folsäure: 1–5 mg. Diese Mischung ist in vielen Präparaten in der Apotheke erhältlich.

Natriumpangamat (vormals: Vitamin B_{15})

In einer Studie konnten wir zeigen, dass die Anzahl der Migräneanfälle durch Natriumpangamat signifikant vermindert wird.

- Natriumpangamat bewirkt, dass die roten Blutkörperchen mehr Sauerstoff als normal freisetzen. Das bringt eine verbesserte Durchblutung der Gewebe mit sich.
- Natriumpangamat führt ebenfalls zu einer erhöhten Energiebereitstellung für die Zellen.

Dosierungsempfehlung:
3 × 2 Dragees OYO/Tag. Dauer: 8 Wochen. Sobald eine Besserung eingetreten ist, kann man auf 3 × 1 Dragee reduzieren.

Vitamin-B-Komplex

Fast alle B-Vitamine können zur Migräneprophylaxe empfohlen werden, da sie an unterschiedlichen Migräne-Schwachpunkten angreifen (Schmerzlinderung, Förderung der Serotoninsynthese, Verminderung von Hypoglykämien), scheint eine Kombinationstherapie effektiver als die mit isolierten B-Vitaminen zu sein. Leider sind die meisten Komplexpräparate in Deutschland aber unterdosiert. Der erfahrene Arzt muss hier versuchen, die für den Patienten optimale Kombination und Dosis zu finden.

Dosierungsempfehlung:
Komplexpräparate nach Packungsangabe. Bei Erfolglosigkeit halten Sie Rücksprache mit dem Arzt (siehe oben).

Vitamin C

Vitamin C ist ein Antioxidans. Dieses Vitamin

- hat gewisse schmerzlindernde Eigenschaften,
- beeinflusst den Prostaglandin-Stoffwechsel,
- senkt den Histaminspiegel und
- erhöht die Durchlässigkeit der feinsten Blutgefäße (Kapillaren).

Jede dieser Eigenschaften kann sich positiv auf das Migränegeschehen auswirken (daher wirkt auch Aspirin C stärker entzündungshemmend und schmerzlindernd als einfaches Aspirin). Zusätzlich fördert Vitamin C die Aufnahme von Chrom, wodurch Hypoglykämien vermieden werden.

Dosierungsempfehlung:
500–1000 mg/Tag

Vitamin E

Vitamin-E-Gaben haben antientzündliche Wirkung und hemmen die Thrombozytenaggregation.

- Dies ist zugleich wohl auch ein gewisser Schutz im Hinblick auf die etwas erhöhte Gefährdung von Migränepatienten bezüglich eines Schlaganfalls.
- Es gibt Hinweise darauf, dass bei der Migräne vermehrt freie Radikale gebildet werden. Antioxidanzien (wie Vitamin E) neutralisieren diese schädlichen freien Radikale.

Dosierungsempfehlung:
400 mg/Tag. Da nach neueren Untersuchungen höhere Dosen von Vitamin E mit einem gewissen Risiko (in Diskussion: Krebs) behaftet sind, sollte die eingenommene Menge nicht über 400 mg liegen. – Beachtenswert ist, dass der Vitamin-E-Bedarf durch die Gabe von Magnesium gesenkt werden kann.

▶ Mineralien

Außer dem bereits hinreichend erläuterten Magnesium sind hier Zink und Eisen zu nennen.

Zink

Bei den Migränepatienten ist für zahlreiche Stoffe von einer höheren Darmdurchlässigkeit als bei Gesunden auszugehen. Zink

- kann eine solch erhöhte Darmdurchlässigkeit normalisieren,
- stabilisiert den Zuckerstoffwechsel und verhütet damit migräneauslösende Unterzuckerungen (Hypoglykämien),
- normalisiert auch den Geschlechtshormonhaushalt und kann damit positive Wirkungen bei der menstruellen Migräne auslösen,
- wird für den Serotoninstoffwechsel benötigt.

Dosierungsempfehlung:
circa 20 mg/Tag

Eisen

Bei Eisenmangel kann die Eisengabe auch zur Migränevorbeugung hilfreich sein. Präparat und Dosierung sind vom Arzt festzulegen.

▶ Weitere orthomolekulare Stoffe

Gute Behandlungserfolge lassen sich auch mit Omega-3-Fettsäuren, Tryptophan bzw. 5-Hydroxytryptophan und dem Coenzym Q 10 erzielen.

Omega-3-Fettsäuren

Zu Beginn des Migräneanfalls ist das entzündungsfördernde Prostaglandin E_2 erhöht. Die körpereigenen Stoffe Prostaglandin E_1 und E_3 dagegen wirken eher antientzündlich und antagonistisch gegenüber Prostaglandin E_2. Es ist deshalb sinnvoll, die Prostaglandin-Verhältnisse zugunsten der antientzündlichen Prostaglandine E_1 und E_3 zu verschieben. Hierbei helfen Omega-3-Fettsäuren.

Wie kann man Anfälle verhüten?

Bei Migränepatienten mit niedrigem Blutdruck und (meist) kalten Händen und/oder Füßen ist nicht selten die Durchblutung gestört. Die Omega-3-Fettsäuren verbessern auch die Fließfähigkeit des Blutes und damit die Durchblutung
- durch eine Erweiterung kleinster Arterien,
- durch eine Verbesserung der Elastizität der roten Blutkörperchen und
- durch eine Verminderung von Gerinnungsfaktoren.

Dosierungsempfehlung:
Für eine gute Omega-3-Fettsäureversorgung sind zwei Fischmahlzeiten pro Woche sinnvoll (Makrele, Hering, Thunfisch, Sardine, Lachs, Heilbutt). Das »vegetarische Lachsöl« ist Echiumöl. Die Dosierung ist der Packungsbeilage zu entnehmen.

Tryptophan bzw. 5-Hydroxytryptophan
Diese Stoffe sind Vorstufen des Serotonins, das vor dem Migräneanfall vermindert ist. Sie können den Serotoninspiegel erhöhen und damit nicht selten Migräneanfälle verhüten.

Dosierungsempfehlung/Nebenwirkungen:
1. 5-Hydroxy-Tryptophan ist zwar verträglicher und wirksamer als Tryptophan, leider erhält man in Deutschland derzeit aber nur Tryptophan. Die Dosis bei der Migräne von Tryptophan beträgt $3 \times 1g$ täglich zwischen den Mahlzeiten. Als Nebenwirkung kann in höheren Dosen Kopfschmerz und Übelkeit auftreten.
2. Überprüfen Sie die unten stehenden Ernährungstipps mithilfe des Migränekalenders für ein bis zwei Monate auf ihre Wirksamkeit.

> **WISSEN**
> ### Ernährungstipps zum Thema Tryptophan
> - Ausreichende Wasseraufnahme und Bewegung zum Stressabbau. Bei Wassermangel wird mehr Tryptophan in der Leber abgebaut und steht nicht für die Serotoninsynthese zur Verfügung, Stress reduziert Tryptophan.
> - Linsen und grüne Bohnen sind günstige Tryptophanlieferanten. Die proteinarme und kohlenhydratreiche Kost führt zu einer verstärkten Aufnahme von Tryptophan und zu einer Serotoninerhöhung.
> - Meiden Sie Fett und in Fett Gebratenes. Fettsäuren verdrängen das Tryptophan von seiner Bindung an das Bluteiweiß Albumin.
> - Meiden Sie eiweißreiche Mahlzeiten vor einer Tryptophaneinnahme. Eiweißreiche Mahlzeiten machen die Aufnahme von Tryptophan unmöglich.
> - Betthupferl erlaubt! Kurz vorm Schlafengehen dürfen Sie sich dann einen süßen Snack aus Kohlehydraten gönnen. Dann kann das Gehirn Tryptophan besser aufnehmen.

Q 10

Enzyme sind die »Arbeiter« des Stoffwechsels: Sie halten die verschiedensten Auf-, Ab- und Umbauprozesse im Körper in Gang. Selbst aufgebaut sind sie aus einem eiweißreichen Bestandteil (Apoenzym) und einem Nichteiweiß, dem Coenzym. Q 10 ist ein solches Coenzym und als solches ganz entscheidend an der Energiegewinnung des Körpers beteiligt.

Wenn es fehlt, hat der Betreffende weniger Energie, fühlt sich schlapp und müde. Es handelt sich um einen Stoff, den der Körper bis etwa zum 35. Lebensjahr in ausreichender Menge selbst herstellt – mit fortschreitendem Alter aber lässt, wie z. B. bei den Hormonen, die körpereigene Produktion nach.

Welchen Effekt hat Q 10 auf die Migräne?

42 Migränepatienten erhielten in einer Studie entweder 3 × 100 mg Q 10 oder ein Scheinmedikament. Während das Scheinmedikament nur bei 14 Prozent zu einer Besserung führte, waren es unter Q 10 48 Prozent, bei denen die Anfälle um mehr als 50 Prozent abnahmen.

Worauf kann die Wirkung von Q 10 beruhen?

- Bei Migräne ist der Energiestoffwechsel gestört. Q10 normalisiert den Energiestoffwechsel.
- Bei 70 Prozent der Migränepatienten findet man eine Unterfunktion des Arbeitsnervs (Sympathikus). Q10 stärkt den Sympathikus.
- Bei der Migräne vermutet man Störungen der Kalziumkanäle, und bei einer Migräneform ist eine solche Störung auch schon nachgewiesen. Q 10 stabilisiert die Kalziumkanäle, so dass weniger Kalzium in die Hirnzellen gelangt. Die Folge: Das Gehirn wird weniger erregbar.

Dosierungsempfehlungen:

Da Q 10 (Kapseln, Dragees, Tropfen) praktisch keine Nebenwirkungen hat, ist ein Versuch mit dem – allerdings teuren – Präparat unter Kontrolle des Migränekalenders möglich. Die Dosis sollte bei mindestens 100 mg liegen. Lediglich bei Epilepsiekranken mit Migräne sollte das Mittel nicht eingesetzt werden.

Wie kann man Anfälle verhüten?

Einfach, aber wirksam

Manche Maßnahmen sind so einfach, dass man auf den ersten Blick kaum glauben mag, dass man sich ein schwieriges gesundheitliches Problem wie die Migräne damit leichter machen kann. Wasser trinken?! Doch zu bedenken ist ... jeder Mensch besteht zu 60 bis 70 Prozent aus Wasser.

Wassertrinken

Die folgenden Ausführungen beruhen weitgehend auf den Hypothesen, Forschungen und Ergebnissen von Batmanghelidj, einem persischen Arzt, der sich seit den 1990er Jahren intensiv mit der Bedeutung des Wassertrinkens als Heilbehandlung beschäftigt hat. Seine Bücher sind in zahlreichen Ländern erschienen und haben hohe Auflagen erreicht.

Zur Bedeutung des Wassers

Als westliche Wohlstandsbürger haben wir es uns weitgehend abgewöhnt, Wasser zu trinken, sei es, weil uns ständig Alarmmeldungen über die schlechte Qualität des Wassers zu Ohren kommen, sei es, weil es heute so viele andere wohlschmeckende Getränke gibt. Limonade, Cola oder Kaffee enthalten zwar Wasser, sie entziehen es bei der Ausscheidung dem Körper aber auch. Außerdem belasten sie uns mit ungünstigen Stoffen (Zucker, Koffein). Diese können zwar durch ein gut funktionierendes Ausscheidungssystem noch größtenteils entfernt werden. Dafür ist aber wiederum Wasser erforderlich – und nichts anderes.

> **WISSEN**
>
> **Wasser ist (auch) ein Transportmittel!**
>
> Stellen Sie sich vor: Auf einem Bahnhof stehen bereits viele Güter für einen Abtransport. Doch es laufen immer nur volle Güterzüge ein – und immer mehr Güter sammeln sich an. Es müsste endlich mal ein leerer Zug kommen!
> In Bezug auf den Körper heißt das: Wasser fehlt! Normalerweise signalisiert der Körper sehr schnell, dass er Wasser braucht – durch Durst! Doch diese feinen Hinweise des Körpers gehen immer mehr verloren.

Anstelle von Durst gibt der Körper dann andere Signale, die als Symptome einer Krankheit fehlgedeutet werden. Leider ist es für viele Menschen aber (noch) nicht akzeptabel, dass ein Wassermangel des Körpers Beschwerden und Krankheiten hervorrufen kann, und dass die Zufuhr von Wasser dabei eine Besserung erreichen kann.

Migräne durch Wassermangel

Nach Batmanghelidj spielt die Dehydrierung (der dauerhafte Wassermangel des Körpers) bei der Auslösung der Migräne eine wesentliche Rolle. In logischer Konsequenz empfiehlt er als Vorbeugung gegen Migräne regelmäßiges Wassertrinken. Für die Wirksamkeit dieser Maßnahme spricht unter anderem, dass Wassermangel …

- (körperlichen) Stress erzeugt. Stress ist der häufigste Migräneauslöser.
- mehr Histamin im Körper bedingt. Histamin ist bei Migränepatienten erhöht, sie sind empfindlich gegenüber Histamin, plötzliche Histamin-Erhöhungen, zum Beispiel durch einen Wassermangel können Migräneanfälle auslösen.
- Tryptophan, den Vorläufer von Serotonin im Körper, reduziert. Dadurch kommt es auch zu einer Serotoninreduktion im Gehirn und somit zu einer verstärkten Wahrscheinlichkeit für einen Migräneanfall.
- Cholesterin erhöht, was wiederum das Sauerstoffangebot ans Gehirn reduziert. Die Absenkung der erhöhten Cholesterinwerte bei Migränepatienten führt zur Besserung oder zum Sistieren der Migräne.

Durch regelmäßiges Wassertrinken werden Stress, Histamin und Cholesterin reduziert und der Serotoninspiegel im Gehirn erhöht; damit verringert sich die Schmerzwahrscheinlichkeit. – Menschen mit niedrigem Blutdruck (und viele Migränepatienten haben einen niedrigen Blutdruck) können mit Wassertrinken den Noradrenalinspiegel und damit den Blutdruck moderat erhöhen.

▶ **Therapie**

Was sollte getrunken werden?

Wasser. Nicht zur erforderlichen Flüssigkeitsmenge zuzurechnen sind Kaffee, Tee, Alkohol, Cola, Limonade und Obstsaft.

In Frage kommen …

- *Leitungswasser.* Bei Verschmutzung ist stilles Wasser oder durch ein Gerät gefiltertes Wasser vorzuziehen. Schmeckt das Wasser nach Chlor, sollte man es vor dem Trinken für ein bis zwei Tage in den Kühlschrank stellen. Hartes Wasser ist ein zusätzlicher Kalziumlieferant und kann ebenfalls bedenkenlos getrunken werden.
- *durch Geräte gereinigtes Wasser.* Die Stiftung Warentest hat gezeigt, dass mit solchen Geräten auch Gefahren verbunden sind; werden zum Beispiel die Filter nicht zum festgelegten Termin gewechselt, können die Rückstände auf einmal oder verzögert in das Wasser abgegeben werden. Wer ein solches Gerät kauft, sollte sich genau mit der Handhabung vertraut machen.

Wie kann man Anfälle verhüten?

- *Wasser in Flaschen.* Stilles Wasser erfüllt die Vorstellungen der Wassertherapie noch am ehesten. Wenn man bedenkt, dass viele Menschen in Deutschland in ihrem Stoffwechsel einen Säureüberschuss aufweisen, dann ist kohlensäurehaltiges Wasser weniger günstig.

Wie viel sollte getrunken werden?
Pro Tag sollten Sie mindestens 1 $^{1}/_{2}$ Liter Wasser trinken. Eine andere Regel besagt: 30 ml × Körpergewicht (in kg).

> **MERKE**
>
> Sie wiegen 60 kg ...? Dann sollten Sie bei normaler körperlicher Belastung 60 × 30 ml = 1800 ml = 1,8 Liter Wasser pro Tag trinken.

Vor allem bei vermutlich durch einen Wassermangel bedingten Beschwerden können Sie die Menge auf 2 oder 2 $^{1}/_{2}$ Liter erhöhen; am besten trinken Sie Leitungswasser. Das ist anfangs etwas ungewöhnlich und manchmal schwierig, aber an die Menge kann man sich durchaus gewöhnen.

Wer mehr Wasser trinken will, sollte zunächst die Funktion seiner Nieren überprüfen. Messen Sie dabei die jeweils an einem Tag getrunkene und ausgeschiedene Flüssigkeitsmenge. Trinken Sie dann eine Woche lang mehr Wasser und messen Sie wieder. Auch die ausgeschiedene Flüssigkeitsmenge sollte dann höher sein. Ist das der Fall, kann die Wassermenge nach Erfordernis verändert werden.

Steigt die Harnmenge aber nicht an, ist Vorsicht geboten: Die Nieren arbeiten wahrscheinlich nicht richtig. Lassen Sie das von ärztlicher Seite her abklären und erhöhen Sie die Wassermenge bis dahin nicht. Dasselbe gilt bei geschwollenen Füßen oder Augenlidern, einer Herz- oder einer Nierenerkrankung.

Wann sollte getrunken werden?
- Trinken Sie eine halbe Stunde vor jedem Essen ein großes Glas Wasser (regt die Produktion der Verdauungssäfte an, Appetitbremse).
- Trinken Sie je zweieinhalb Stunden nach jeder Mahlzeit wiederum ein Glas (die Verdauungssäfte werden so nicht verdünnt).
- Über den Tag verteilt sollten Sie noch zwei weitere Gläser Wasser trinken. Wer nachts nicht durch Harndrang geweckt wird, kann auch vor dem Schlafengehen noch ein Glas Wasser zu sich nehmen.

Als Grundprinzip gilt immer: Stillen Sie Ihren Durst möglichst umgehend, sobald er auftritt.

Vorbeugende Maßnahmen der Selbstbehandlung | Anfälle verhüten

KURZGEFASST
Trinken Sie mehr Wasser!

Was?	Leitungswasser, filtriertes Wasser, Mineralwasser
Wann?	½ Stunde vor jeder Mahlzeit, 2 ½ Stunden nach jeder Mahlzeit: zusätzlich 2 große Gläser
Wie viel?	Mindestens 1 ½ Liter pro Tag, empfehlenswert bei Beschwerden: 2–2 ½ Liter pro Tag (Harnabgabe kontrollieren)
Bitte beachten:	Der Salzbedarf bei erhöhter Wasserzufuhr kann steigen. Empfehlenswert: Auf 10 Gläser Wasser 3 Gramm Salz (circa ½ Teelöffel)

Kopftieflage

Artisten haben ihre eigene Methode, um einen Migräneanfall abzublocken. Aber man muss durchaus kein Artist sein, um diese Methode anzuwenden.

Der Kopfstand hilft bei Migräne

H.G. Wolff, der Begründer der modernen Migräneforschung, wusste bereits vor 50 Jahren von Artisten, dass ein Kopfstand häufig einen beginnenden Migräneanfall abblocken kann. Inzwischen ist bekannt, dass sich Migräneanfälle durch die regelmäßige Durchführung des Kopfstandes sogar verhüten lassen. Ähnliche Erfahrungen kann ich auch von meinen Patienten berichten.

Die normale Kopfstandstellung hat allerdings einen Nachteil: Das ganze Körpergewicht ruht auf der Halswirbelsäule. Es gibt zwar auch 80-Jährige (und nicht nur Artisten), die den Kopfstand elegant und mühelos bewerkstelligen ... der Allgemeinheit sei aber an dieser Stelle der Yoga-Kopfstand empfohlen.

Geräte zum Aufhängen in der Kopftieflage

Seit vielen Jahren gibt es Geräte, mit denen man sich in der auch beim Kopfstand angestrebten Lage (Beine hoch, Kopf runter) aufhängen kann.

Mit solchen Geräten umgeht man die Schwierigkeiten des Kopfstandes und bekommt trotzdem noch die positiven Wirkungen auf die Migräne zu spüren. Sie sind zwar nicht ganz billig (circa 250–1000 €), aber wenn man dadurch keine Migräne mehr bekommt, ist das Geld doch gut angelegt.

Wie kann man Anfälle verhüten?

Yoga-Kopfstand

Das Erlernen dieser Kopfstandvariante bedarf zwar ein wenig Übung, sie ist aber gesundheitlich günstiger als der normale Kopfstand.

So führen Sie den Yoga-Kopfstand aus.

Ausgangsstellung	1. Knien Sie auf dem Boden (Unterlage für den Kopf: Kissen, Decke, Isomatte o. Ä.).
	2. Umfassen Sie mit den Händen den Kopf, setzen Sie die Unterarme auf den Boden auf (dadurch ruht fast das gesamte Körpergewicht auf den Unterarmen und die Halswirbelsäule wird entlastet).
Halber Kopfstand	3. Heben Sie nun das Gesäß an und strecken Sie die Beine (im Gegensatz zur normalen Variante sind dabei die Beine nicht gespreizt, sondern zusammen).
Endstellung	4. Ziehen Sie die Beine an und schieben Sie sie langsam nach oben.

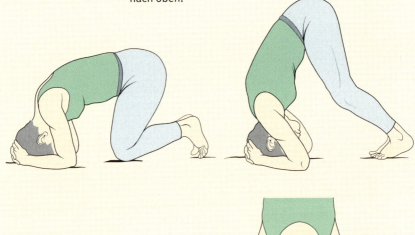

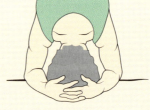

Geben Sie sich beim Erlernen des Kopfstandes keinem sportlichen Ehrgeiz hin: Lassen Sie sich Zeit – die Endstellung kann auch erst nach Tagen über das Üben der Vorstufen erreicht werden. Wichtig ist aber Folgendes:
- Bemühen Sie sich bei jedem Üben ein Gleichgewicht zu finden, das möglichst wenig Muskelarbeit und Anstrengung erfordert.
- Achten Sie auf ruhige und gleichmäßige Atmung. Pressatmung und angehaltener Atem gehören zur fehlerhaften Übungsdurchführung.
- Steigern Sie die Dauer des Kopfstandes von Sekunden bis auf maximal 5 Minuten.
- Lockern Sie zum Abschluss der Übung die Nackenmuskulatur. Legen Sie sich dazu einige Minuten auf den Rücken und entspannen Sie alle Muskeln.
- Führen Sie den Kopfstand wenn möglich einmal pro Tag durch.
- Führen Sie den Kopfstand nicht nach größeren Mahlzeiten durch (Zeitabstand: 2 Stunden).

KURZGEFASST

Kopfüber in die Migränetherapie

Was hilft?	Yoga-Kopfstand, Geräte zum Aufhängen in der Kopftieflage
Wann?	Yoga-Kopfstand: bei Problemen mit der Halswirbelsäule Geräte zum Aufhängen in der Kopftieflage: bei Problemen mit der Halswirbelsäule, bei Nichtdurchführbarkeit des Yoga-Kopfstandes
Wie häufig?	Täglich möglichst einmal
Wie lange?	Kopfstand: je nach Trainingsdauer Sekunden bis max. 5 Minuten
Bitte beachten:	- Fragen Sie Ihren Arzt, ob der Kopfstand für Sie empfehlenswert ist, wenn Sie über 45 Jahre sind, Schmerzen im Nackenbereich (Zervikal- oder Zervikobrachialsyndrom), erhöhten Blutdruck, Netzhautablösung haben. - Kopfstand nicht nach größeren Mahlzeiten ausführen.

Wie kann man Anfälle verhüten?

Der naturheilkundliche Beitrag zur Prophylaxe

Bislang haben wir uns intensiv mit den Möglichkeiten beschäftigt, die Sie allein haben, um der Migräne vorzubeugen. Kommen wir nun zu den Möglichkeiten, die sich in Zusammenarbeit mit einem naturheilkundlichen Arzt eröffnen: Das sind zum einen das Fasten, die »Operation ohne Messer«, und zum anderen vier Verfahren, die sehr gewinnbringend in puncto Prophylaxe sein können.

Therapien, die Sie mithilfe Ihres naturheilkundlichen Arztes durchführen

An dieser Stelle möchte ich Ihnen Therapien empfehlen, die aus meiner praktischen Erfahrung gute Erfolge bei der Migränebehandlung gebracht haben. Ernährungsumstellung spielt hierbei eine zentrale Rolle … Es geht um das Fasten, im Speziellen: um die Mayr-Kur.

Fasten
Von naturheilkundlicher Seite wird das Fasten bei Migräne empfohlen. Vor allem bei übergewichtigen Migränepatienten bewirkt es oft Wunder, aber auch bei normalgewichtigen und sogar bei untergewichtigen Migränepatienten lassen sich gute Ergebnisse erzielen. Aber: Eine Fastenkur sollten Sie nie ohne ärztliche Begleitung durchführen.

Nicht ohne Grund wird das Fasten als Operation ohne Messer bezeichnet. Worauf man sich am Anfang des Fastens fast immer einstellen kann, ist ein Migräneanfall. Ist dieser nach ein, zwei oder drei Tagen abgeklungen, tritt meist eine länger dauernde Beschwerdefreiheit ein. – Die Dauer des Fastens wird der erfahrene Arzt dem körperlichen Zustand des Patienten anpassen.

Weshalb wirkt das Fasten bei Migräne?
Beim Fasten machen die meisten Fastenden die Erfahrung, dass es nach etwa drei Tagen zu einer besonders guten Stimmung kommt. Dies ließe sich durch eine erhöhte Konzentration an Serotonin und Endorphinen im Gehirn erklären. Worauf die lang anhaltende

Wirkung des Fastens bzw. der Mayr-Kur beruht, ist noch unbekannt.

Welche Effekte erzielt man durch Fasten?

Nach einer neuen Studie hatten 87 Prozent von 401 Migränepatienten nach drei Tagen Fasten keine Migräne mehr. Nach zwei oder drei Wochen Fasten blieben 94 Prozent der Patienten für mindestens ein halbes Jahr migränefrei. 25 Prozent hatten auch nach einem Jahr noch keine Migräneanfälle.

Diese Effekte wurden allerdings im Rahmen einer Kur erzielt, bei der man auch einen gewissen Kureffekt mit berücksichtigen muss. Ambulante Fastenkuren, die zum Teil sogar während der beruflichen Tätigkeit ausgeführt wurden, führen meist zu einer Beschwerdefreiheit von 4–6 Monaten.

Welches Fasten ist am empfehlenswertesten?

Eine gewisse Gefährdung beim Fasten generell kann durch einen Eiweißmangel entstehen, der dann vor allem dem Herz schadet. Dem kann man durch das eiweißsubstituierte Fasten entgehen. Die besten Erfolge auf Dauer hingegen lassen sich mit einer Mayr-Kur erzielen, bei der mögliche Nachteile des »normalen Fastens« wie Eiweißmangel, drastische Darmentleerung oder falsches Abfasten nicht auftreten. Der größte Vorteil der Mayr-Kur ist aber ihr Trainingseffekt und die Schulung – langsam essen, gut kauen, genießen, sich voll auf das Essen konzentrieren, viele Ernährungstipps –; all das wird geübt und bleibt dann auch als veränderte Verhaltensweise in der Nachfastenzeit hängen.

Mayr-Kur

Auch wenn hier nicht das ganze Lehrgebäude der Mayr-Therapie vorgetra-

> **HINTERGRUND**
>
>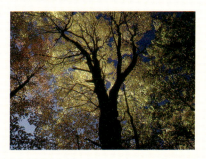
>
> **Die Mayr-Kur und die Wurzeln allen Seins**
>
> Wenn das Wurzelwerk eines Baumes auf einem versumpfenden Untergrund steht, dann wird der Baum immer schlechter wachsen. – Der menschliche Darm ist aber wie ein solches Wurzelwerk. Und wie der Baum dann Störungen in Wachstum und Fruchtbildung zeigt, so führt auch eine »Versumpfung« des Darmes zu zahlreichen Störungen im Körper, die zunächst unbemerkt bleiben …

Wie kann man Anfälle verhüten?

gen werden kann, sollen wegen der großen Bedeutung für die Ernährung aber einige Grundgedanken vorgestellt werden.

Ganz kurzgefasst, steht die Mayr-Kur auf folgenden Säulen:
- *Säuberung:* Im ersten Schritt erfolgt eine gründliche Reinigung und Entlastung des Darms von gesundheitlich schädlichen Stoffen und anderweitigen »Abfallprodukten«, die normalerweise im Darm verbleiben.
- *Schonung:* Während der Kur geht der Darm in die Rekonvaleszenz. Es wird nicht viel Verdauungsarbeit gefordert, so dass seine natürliche Reaktionsweisen reaktiviert werden können.
- *Schulung:* Der Mensch ist, was er isst – und wenn er das bewusst tut, profitiert nicht nur sein Darm. Zu diesem Bewusstsein und der daraus resultierenden Praxis will die Schulung anleiten.
- *Substitution:* Mayr-Ärzte der jüngeren Generation arbeiten auch mit Nahrungsergänzungsmitteln (zum Beispiel basische Stoffe zum Ausgleich fastenbedingter Übersäuerung, Mineralstoffgabe bei Mangelsituationen usw.).

Grundideen zur Ernährung nach Mayr

Nach Mayr ist der Zustand des Verdauungssystems das A & O für die Gesundheit. Es wird sicher viele Leser geben, die diesbezüglich keine Beschwerden haben und dementsprechend denken: »Das geht mich sicher nichts an!« Doch lesen Sie bitte weiter, bevor Sie urteilen.

CHECKLISTE

In Bad und WC alles o.k.?

Riecht der Stuhlgang säuerlich (Hinweis auf Gärung)?	❏ ja	❏ nein
Mit Verlaub, stinkt der Stuhlgang (Hinweis auf Fäulnis)?	❏ ja	❏ nein
Bereiten Ihnen Blähungen Probleme (Hinweis auf Gärung)?	❏ ja	❏ nein
Benötigen Sie viel Toilettenpapier?	❏ ja	❏ nein
Haben Sie täglich mehr als 3 x Stuhlgang?	❏ ja	❏ nein
Entleert sich der Darm explosionsartig?	❏ ja	❏ nein
Haben Sie seltener als 3 x pro Woche Stuhlgang?	❏ ja	❏ nein

Ergebnis: Jedes »Ja« legt eine Störung der Darmfunktion nahe.

Was führt dazu, dass es zu einer Störung des Darmes kommt und was bewirkt das?

Ist bei Ihrem Verdauungssystem alles o.k.? Die meisten meinen »Ja«. Doch es gibt einige Hinweise, dass das Verdauungssystem nicht in Ordnung ist, obwohl man als Betroffener dort (noch) keine Beschwerden hat. Vorab hierzu eine kleine Selbstbefragung.

Wir essen zu schnell, zu viel, zu viel durcheinander, zu viel zwischendurch, zu spät, zu viel Zucker, zu viel säuernde Nahrung, zu viel Eiweiß, zu heiß, zu kalt und wir trinken zu wenig, zu süß, zu viel Bohnenkaffee, Alkohol und zu wenig Wasser. Und das bleibt nicht ohne Folgen:

Tabelle 3: Falsche Ernährungsweise hat Konsequenzen

Falsche Ernährungsweise	Was passiert?	Gesundheitliche Konsequenz
Zu viel Eiweiß	Fäulnis im Darm (stinkende/r Winde bzw. Stuhlgang)	Die giftigen Substanzen lösen Kopfschmerzen, Depressionen, Allergien und anderes aus.
Zu spätes Essen	Die Nahrung wird nicht mehr verdaut und liegt im Darm.	Gestörter Schlaf, belasteter Stoffwechsel. Morgens fehlender Hunger. Gestörte/r Körperrhythmus bzw. Hormonbildung → vorzeitige Alterung!
Zu schnelles Essen, zu schlechtes Kauen	Vergärung von Kohlenhydraten → Bildung von Gasen, Säuren und Alkoholen!	Die Blähungen treiben den Bauch auf, führen manchmal zu Herzrasen und können bei Ausbildung von Ausbuchtungen des Darmes (Divertikeln) beteiligt sein. Die Alkohole führen dazu, dass Menschen, die keinen Alkohol trinken, Leberschäden oder erhöhte Leberwerte haben können.
Zu viel Nahrung	Der Darm kann sich nicht mehr erholen und reinigen.	Verlangsamte Darmpassage. Gärung, Fäulnis und schmieriger Stuhl führen dazu, dass ▪ keine optimalen Nährstoffkonzentrate, ▪ Giftstoffe (Nitrofen und viele andere) aufgenommen werden.

Wie kann man Anfälle verhüten?

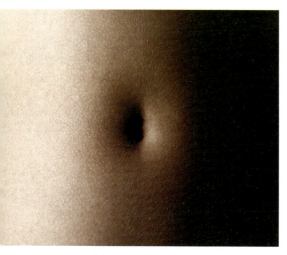

▲ Welche Ursache hat ein großes Bauchvolumen?

Was geschieht durch diese Vorgänge nun im Darm?

Die Giftstoffe im Darm führen zu einer Entzündung, zu einem Darmkrampf, einem Spasmus bzw. einer Erregung. Fallen die Gifte durch eine gute Ernährungsweise wieder weg, normalisieren sich die Darmverhältnisse.

Bleibt die Giftzufuhr aber erhalten, dann kommt es nach einer Zeit zu einer Lähmung. Die Lähmung führt dazu, dass der Darm, sowohl der Dickdarm als auch der Dünndarm, durchhängt. Durch die Lähmung wird der Darm länger, er nimmt ein größeres Volumen ein. Dicke Bäuche sind selten Fettbäuche, sondern dabei ist es meist der Darm, der den Bauch vergrößert.

Auch die veränderten Druckverhältnisse im Bauchraum haben gravierende Konsequenzen für das Befinden (siehe Kasten S. 137).

Die Darmveränderungen (auch Enteropathie genannt) verlaufen nach Mayr in drei Stadien:
1. Veränderungen am Bauch,
2. Haltungsveränderungen,
3. Störungen durch ungünstige Stoffe aus dem Darm.

Die unter Punkt 3 genannten Störungen im Darm lösen
- Müdigkeit, Wetterfühligkeit, Benommenheit,
- Schwindel, Kopfschmerzen, Durchblutungsstörungen,
- allergische oder rheumatische Erkrankungen,
- Hormonstörungen (das Hormonsystem reagiert sehr empfindlich auf die Gifte),
- Überempfindlichkeit, Gereiztheit, Depressionen,
- Entzündungen und eine erhöhte Durchlässigkeit des Darmes für migräneförderende Giftstoffe und
- letztendlich *Migräne* aus.

Ist es nun verständlich, warum diese Veränderungen im Darm migräneförderend wirken, dass eine Verbesserung der Darmsituation durch eine Mayr-Kur auch zur Verbesserung der Migräne führt und sie sogar für längere Zeit nicht mehr auftreten kann?

WISSEN

Welche Folgen haben Darmprobleme?

Veränderte Druckverhältnisse	Folge
Druck auf die zuführenden und abführenden Blutgefäße des Darmes	▪ Stauung des Darmes und seiner Aufhängung, des Darmgekröses sowie der Aftervenen? Hämorrhoiden ▪ Die Versorgung des Körpers mit Nährstoffen wird schlechter, also arbeiten Körper und Darm schlechter. Davon merkt der Betreffende oft noch nichts
Druck auf die Beinvenen	Krampfadern
Druck nach oben	Das Lungenvolumen wird eingeschränkt? Weniger Sauerstoff, rasche, altersunabhängige Atemnot
Druck nach unten	▪ Folge a: Gebärmuttersenkungen ▪ Folge b: Druck auf die Blase? Ständiger Harndrang, obwohl nicht viel Urin in der Blase ist
Der Darm zieht nach vorn	Die Wirbelsäule wird gekrümmt und nach vorn gezogen, was zu oft resistenten Kreuzschmerzen führt

Welche Effekte hat die Mayr-Kur auf die Migräne?

Hierzu ein Beispiel aus meiner Praxis: Eine stark übergewichtige Patientin hatte jeden Monat mehrmals Migräne. Nach einer Mayr-Kur hat sie nicht nur erheblich abgenommen, sie fühlt sich hervorragend, und mit Ausnahme eines leichten Migräneanfalls am ersten Tag der Kur hat sie bis jetzt über zwei Jahren keinen Migräneanfall mehr gehabt. Sie sagt, sie wäre ein neuer Mensch ohne Migräneanfälle und ohne Chemie.

Was kommt auf Sie zu, wenn Sie mithilfe Ihres Arztes eine Mayr-Kur durchführen?

Die Mayr-Kur wird nicht von den Kassen übernommen und kostet bei ambulanter Durchführung unter Betreuung eines Arztes zwischen 250 und 500 €. Daher führen viele Patienten sie selbst durch. Aber: Für die Mayr-Kur gilt das Gleiche wie für alle Fastenkuren. Die Begleitung durch einen Arzt ist dringend angeraten – ohne sie fehlt die wichtige Bauchbehandlung und die regelmäßige Kontrolle.

Wie kann man Anfälle verhüten?

Die Mayr-Kur dauert circa 2–3 Wochen, in denen ihr Körper viel Arbeit leistet. Daher sollten sie möglichst nicht arbeiten, keinen exzessiven Sport treiben und viel trinken (täglich mindestens 3 Liter).

PRAXIS

Der Tagesablauf bei der ambulanten Mayr-Kur

Morgens	■ Nach dem Aufstehen: Bittersalz zur Darmreinigung ■ Frühstück: circa 45 Minuten später ein altbackenes Brötchen und etwas Milch ■ Bauchbehandlung beim Arzt	**Im Tageslauf** ■ Wasser. Mindestens 3 Liter (die genaue Menge bestimmt der Arzt) ■ Basenbrühe
Mittags	■ Vor dem Mittagessen: circa 30 Minuten Wärme auf die Leber (für die gute Durchblutung) ■ Mittagessen: ein altbackenes Brötchen und etwas Milch ■ Leichte Bewegung, am besten spazieren gehen	
Abends	■ Abendessen: nur Basenbrühe (ausnahmsweise ein altbackenes Brötchen und etwas Milch) ■ Wenig fernsehen, früh schlafen gehen	

Weitergehende komplementärmedizinische Therapien

Die hier vorgestellten Therapien wende ich in meiner Praxis mit gutem Erfolg an. Da nicht alle Verfahren allgemein bekannt sein werden, wird an dieser Stelle etwas intensiver beleuchtet, was sich hinter diesen Verfahren verbirgt.

Akupunktur

In gewissen Fachkreisen ist die Akupunktur als Behandlung der Migräne immer noch umstritten: Viele Migräneexperten (von denen nicht wenige per se die medikamentöse Therapie bevorzugen) sehen sie nur als Placebo-Therapie an, das heißt Erfolge sollen nur dadurch zustande kommen, dass Patienten eine positive Erwartungshaltung bezüglich der Behandlung haben. – Dieser Vorstellung widersprechen viele Studien, die Erfahrungen von inzwischen Millionen von Migränepatienten und die Aussagen der Patienten in der Studie der Krankenkassen, bei der mehr als 80 Prozent (!) der Patienten über eine Besserung berichten. Aus meiner eigenen Praxis kann ich diese Ergebnisse nur bestätigen.

WISSEN

Akupunktur – Optimum und Bonum

Die Punktauswahl nach chinesischen Kriterien (individuelle Auswahl nach Schmerzort, Schmerzqualität usw.) ist die optimale Variante. Mit einer ausgewogenen, standardisierten Auswahl von Punkten kann man aber immer noch sehr gute Ergebnisse erzielen, wie die Studie der Krankenkassen belegt. Eine solche bewährte Auswahl von Akupunkturpunkten nach PD Dr. Heydenreich setze ich seit langem mit großem Erfolg in meiner Praxis ein.

Welche Wirkungen der Akupunktur sind nachgewiesen?

Unabhängig von den vielen Faktoren, die die Wirksamkeit einer Akupunkturbehandlung beeinflussen, gibt es auch eine Fülle wissenschaftlicher Forschungsergebnisse zur Akupunktur, die ihre Wirksamkeit bei richtiger Anwendung nachweisen. Nachfolgend seien nur einige genannt, die im Hinblick auf die Migräne von besonderer Bedeutung sind.

- Akupunktur führt zu einer Erhöhung des Serotoninspiegels.
- Migräneanfälle können auftreten, wenn der Endorphinspiegel plötzlich absinkt. Die Akupunktur kann diese körpereigenen Morphine erhöhen.
- Verspannungen und Druckpunkte verschwinden oft durch die Akupunktur oder werden wesentlich besser.
- Die Akupunktur kann erhöhte Fettwerte normalisieren.

Migränepatientinnen schlafen schlechter, haben mehr Verdauungsprobleme, häufiger kalte Hände und Füße, mehr Menstruationsstörungen. Akupunktur wirkt auch hier verbessernd.

Welche Erfolgsaussichten hat eine Akupunkturbehandlung bei einem naturheilkundlichen Arzt?

In meiner Praxis habe ich Patienten behandelt, die seit der Akupunktur für viele Jahre keinen Migräneanfall mehr hatten – aber manchen Migränepatienten hat die Akupunktur überhaupt nicht geholfen … Es ist zum jetzigen Zeitpunkt nicht generell möglich, Erfolge für die Akupunktur bei Migräne sicher zu prognostizieren. Das liegt zum einen

Wie kann man Anfälle verhüten?

- an dem Arzt und seinen Kenntnissen und zum anderen
- an dem Patienten, seiner körperlichen Reaktion, seinem Willen zur Besserung.

So habe ich nicht wenige Patienten, die schon eine Akupunkturserie in ihren bisherigen Behandlungen angeben, die aber keinen Erfolg gebracht hat. Bei einem zweiten Versuch sind die Ergebnisse oft gut – was nicht heißen soll, dass die Akupunktur besser durchgeführt wurde. Bessere Ergebnisse können auch dadurch möglich sein, dass die Patienten bei mir generell Autogenes Training lernen, Magnesium nehmen und während der Akupunktur noch eine Entspannungs-CD hören.

Welche Akupunkturschulen gibt es?
Es gibt zwei große Akupunkturschulen, deren Behandlungsmethoden in etwa zu den gleichen Ergebnissen führen:
- Die chinesische Akupunkturschule führt mit relativ langen Nadeln relativ tiefe Stiche aus, die möglicherweise auch weh tun können.
- Die österreichische Schule nimmt relativ kleine Nadeln und bleibt relativ oberflächlich.

Was kommt auf Sie zu, wenn Sie Ihre Migräne mit Akupunktur behandeln lassen?
Nach dem Vorgespräch liegt der Patient auf der Liege; der Arzt punktiert die Punkte, die er nach den gewonnenen Vorinformationen für diesen Patienten für richtig hält. – Die einzelne Sitzung dauert circa eine halbe Stunde, meist werden zwei Behandlungen pro Woche durchgeführt: Die gesamte Therapie dauert dann fünf Wochen.
Mit wenigen Ausnahmen zahlen die Krankenkassen zehn Akupunkturbehandlungen pro Jahr, hierbei muss aber der für die Kassen behandelnde Arzt einen Akupunkturlehrgang von mindestens 120 Stunden nachweisen können. Es gibt mehrere Verbände von Akupunkturärzten; einen Arzt in Ihrer Nähe finden Sie über das Internet oder über Ihre Krankenkasse.

Ultraviolettbestrahlung des Blutes (UVB)
Die UVB ist ein Behandlungsverfahren, das in der Einzelbehandlung nicht viel Zeit erfordert. Doch es gibt einige Randbedingungen zu beachten, bevor man diese Art der Eigenblutbehandlung antestet …

Was macht der Arzt bei einer UVB?
Bei der UVB (Dauer: circa 5 Minuten) wird circa 50 ml Blut außerhalb des Körpers mit UV-Licht bestrahlt und danach zu therapeutischen Zwecken wieder dem Blutkreislauf zugeführt.
- Vor der Behandlung werden 5 ml Natrium citricum (zur Verhinderung die Gerinnung) aufgezogen.

- Danach erfolgt mithilfe der Blutdruckmanschette die Stauung am Oberarm. Wird nun in die Vene eingestochen, so vermischt sich das einschießende Blut mit dem Zitrat. Dieses Gemisch wird bis zur gewünschten Menge in die Spritze (50 ml) aufgezogen. Während des Aufziehens wird das Blut an einer UV-Lampe vorbeigeleitet.
- Nach dem Lösen der Stauung wird das Gemisch wiederum bestrahlt und dann zurückgespritzt.

WICHTIG

Wann sollte man nicht mit UVB behandeln?

Kontraindikationen gegen eine UVB liegen bei Migränepatienten nur in Ausnahmefällen vor:
- Lichtdermatosen – durch (vor allem UV-)Licht bedingte Veränderungen der Haut
- aktive Tuberkulose
- Hämophilie (Blutungsneigung)
- Schilddrüsenüberfunktion
- Zitratallergie
- schwere Depression

Unerwünschte Reaktionen durch die Behandlung oder danach sind bei uns nicht aufgetreten.

Für wen ist die UVB geeignet?

Aufgrund des starken Eingriffs und der für den Patienten eher unangenehmen Behandlung ist die UVB bei der Migräne zwar nicht als eine Therapie der ersten Wahl anzusehen, aber bei Patienten mit niedrigen Basophilenzahlen ist die Effektivität dieser Behandlungsmethode sicherlich am erfolgversprechendsten.

Bei Therapieresistenz, vor allem bei einem Arzneimittelmissbrauch oder bei Allergien gegenüber Arzneimitteln, ist an die UVB als nebenwirkungsarmes und effektives Verfahren mit einem sehr guten Verhältnis von Aufwand, Nutzen und Nebenwirkungen zu denken.

Welche Erfolgsaussichten hat eine UVB-Behandlung bei einem naturheilkundlichen Arzt?

In einer offenen Studie, an der 100 meiner Migränepatienten teilnahmen, konnten mithilfe der UVB (50 ml, 10 Behandlungen, 2 × pro Woche) folgende Ergebnisse erzielt werden:
- Beschwerdefrei (18 % aller Patienten [12 % nach einem Vierteljahr])
- Verbesserung (64 % aller Patienten [63 % nach einem Vierteljahr])
- Keine Veränderung zum Ausgangszustand (18 % aller Patienten [25 % nach einem Vierteljahr])

Bei 70 Prozent der Teilnehmer reduzierten sich die Arzneimitteleinnahme, bei 31 Prozent neben den Kopfschmerzen auch andere Erscheinungen wie Erbrechen, Schwindel und anderes.

Wie kann man Anfälle verhüten?

Sind die erzielten Erfolge von Dauer?
Es gibt bis auf eine Studie noch keine exakten Aussagen darüber, wie lange die Migräne durch eine UVB gebessert werden kann. Nach unseren Erfahrungen hält die Wirkung einer einmaligen Serie von zehn UVB nicht länger als ein bis zwei Jahre an. Es sind deshalb bei nicht sehr gutem Behandlungserfolg langfristig weitere Blutbestrahlungen erforderlich.

Was kommt auf Sie zu, wenn Sie Ihre Migräne mit UVB behandeln lassen?
Die einzelne Behandlung ist recht kurz (5 Minuten), doch sie sollte oft wiederholt werden: in den ersten drei Wochen zweimal pro Woche, dann einmal pro Woche. – Die allgemeine Empfehlung von sechs bis zehn Blutbestrahlungen ist nach unseren Erfahrungen zu wenig. Die besten Erfolge erzielten wir bei 20 Behandlungen, das heißt einer zehnwöchigen Therapie. Damit wird die Mitarbeit der Patienten wegen des hohen Zeitaufwandes und der nicht gerade angenehmen Applikation aber auf eine harte Probe gestellt.

Die Behandlung wird von der Krankenkasse nicht übernommen, die Kosten für die Einzelbehandlung liegen zwischen 15 und 50 €.

Einschränkungen durch die Behandlung
Da der Entstehung von Radikalen eine Bedeutung bei der UVB zugemessen wird, empfehlen verschiedene Autoren während der Behandlung Stoffe und Medikamente zu meiden, die Radikale binden. Es handelt sich dabei um
- die Vitamine A, C und E
- Selen
- Koffein
- Analgetika
- Kortisonpräparate

Kohlendioxidinsufflation (KI)
Die Kohlendioxidinsufflation kann bei zahlreichen Krankheiten eingesetzt werden, die Hauptanwendungen sind aber Migräne und Arzneimittelmissbrauch bei Kopfschmerzen. Nach Volkmer ist es unter der Kohlendioxidinsufflation meist möglich, Analgetika und Ergotaminpräparate abzusetzen, ohne dass es zu dem sonst üblichen und gefürchteten Rebound-Kopfschmerz kommt.

Die Kohlendioxidinsufflation ist eine nebenwirkungsarme, effektive und preiswerte Behandlung der Migräne mit einem sehr günstigen Verhältnis von Aufwand, Nutzen und Nebenwirkung. Sie ist geeignet, einer großen Zahl Migränepatienten zu helfen, das Ausmaß und den Schaden des Arzneimittelmissbrauchs zu reduzieren und

> **WICHTIG**
>
> **Wer sollte keine KI durchführen?**
>
> Nicht angebracht ist die Kohlendioxidinsufflation bei Menschen mit Blutungsneigung oder unter Antikoagulanzientherapie (zum Beispiel Falithrom oder Warfarin).

die Ausgaben für Schmerzmittel zu senken.

Was macht der Arzt bei einer KI?

Bei der Kohlendioxidinsufflation (KI) spritzt der Arzt Kohlendioxidgas aus einer Gasflasche oder aus einem Gerät am jeweiligen Schmerzort einige Millimeter tief unter die Haut. Verwendet wird reines medizinisches Kohlendioxid oder Quellgas. – Bei Migräne und Kopfschmerzen wird etwa in Höhe des fünften (bzw. des dritten bis sechsten) Halswirbelkörpers

- 20–100 ml Kohlenstoffdioxid (die optimale Gasmenge muss ausgetestet werden)
- 2 Zentimeter neben der Mitte der Wirbelsäule
- etwa 5–15 Sekunden insuffliert.

Ist der Schmerz einseitig, wird das Gas nur auf der Schmerzseite gegeben.

Wodurch lassen sich die positiven Wirkungen der KI auf die Migräne wissenschaftlich begründen?

Die Kohlendioxidinsufflation beruht auf folgenden physiologischen Wirkungsmechanismen:

- *Hautreiz mit reflektorischen Wirkungen auf Muskeln, Gefäße und innere Organe.* Durch die KI kommt es zu einer lokalen Ansäuerung, die einen starken Reiz ausübt und zu vielfältigen Reaktionen vor allem bei Muskeln und Gefäßen führt, zum Beispiel zu …
- *lokaler Gefäßerweiterung.* Durch die lokale Gefäßerweiterung und die nachfolgende verstärkte Durchblutung werden Stoffwechselschlacken und andere schmerzerzeugende Stoffe entfernt.
- *normalisierender Wirkung auf das vegetative Nervensystem.* Da ein erhöhter Sympathikotonus bei der Auslösung von Migräneanfällen und der Aufrechterhaltung des Migräneleidens eine große Rolle spielt, hat eine vegetative Normalisierung eine positive Wirkung.
- *Entspannung und Angstreduzierung.* Eine normalisierte Erregungslage des vegetativen Nervensystems führt zu Entspannung, was vor allem bei den häufig nervösen Migränepatienten von Vorteil ist.
- *verbesserter Durchblutung.* Bei Migräne liegt häufig eine Durchblutungsstörung in den kleinen Ge-

Wie kann man Anfälle verhüten?

fäßen vor. Nach einer Kohlendioxidtherapie fand man verbesserte Fließeigenschaften des Blutes.
- *und darüber hinaus:* zur Erhöhung der Schmerzschwelle, verbesserten Sauerstoffabgabe in das Gewebe und zur Verminderung von Cholesterin und/oder Triglyzeriden.

Welche Erfolgsaussichten hat eine KI-Behandlung bei einem naturheilkundlichen Arzt?

Bei 100 meiner Migränepatienten, die sich einer KI unterzogen, waren ein Vierteljahr nach einer Serie von 20 Behandlungen 11 Prozent beschwerdefrei, 37 Prozent gut und 17 Prozent etwas gebessert. Zusammenfassend lässt sich sagen, dass in der Regel ein Vierteljahr nach einer Serie von 10 Kohlendioxidinsufflationen etwa
- 10–50 Prozent aller Migränepatienten beschwerdefrei,
- 30 Prozent gebessert sind und
- 20–30 Prozent unverändert Beschwerden haben.

Sind die erzielten Erfolge von Dauer?

Durch die Kohlendioxidinsufflation konnte in einer Studie der Verbrauch von Analgetika und Ergotaminpräparaten nach der Therapie auf weniger als die Hälfte bzw. ein Drittel reduziert werden, ein großer Teil der Patienten benötigte sogar gar keine Arzneimittel mehr. Auch die migränebedingte Arbeitsunfähigkeit wurde reduziert. – Bei einem Teil (nach 6 Monaten circa 25 %, nach 12 Monaten circa 6 %) der Patienten ist die Besserung auch 6–12 Monate nach der Behandlung noch vorhanden.

Was kommt auf Sie zu, wenn Sie Ihre Migräne mit der KI behandeln lassen?

- Circa 8–10 Insufflationen von 50 ml Kohlendioxid.
- Im Allgemeinen erhalten Sie täglich Insufflationen, am besten 2 Wochen lang (Montag bis Freitag).

> **WICHTIG**
>
> **Gute und schlechte Nebenwirkungen sind möglich**
>
> Ganz nebenwirkungsfrei ist die KI nicht. So kam es in einer Studie im Anschluss an die Insufflation
> - bei etwa 5 Prozent der Patienten kurzfristig zu Schmerzen im Anwendungsbereich (vor allem, wenn sich das Gas auch in den vorderen Halsbereich ausbreitete)
> - zu erheblicher Müdigkeit. Die Müdigkeit als Teil einer vegetativen Umstimmung ist auch von anderen Physiotherapie-Methoden (Bindegewebsmassage, Sauna) bekannt. Im Allgemeinen ist aber keine Beeinträchtigung der Fahrtauglichkeit oder Arbeitsfähigkeit zu befürchten.
>
> Schlafstörungen und schon seit längerer Zeit bestehende Verspannungen der Schulter-Nacken-Muskulatur können sich spontan bessern.

- Die Behandlung kann nach 4, 6–12 Monaten wiederholt werden.

Durch die Insufflation kommt es meist für einige Minuten zu einer verstärkten Durchblutung und manchmal zum schmerzhaften Brennen im Behandlungsbereich. Das Kohlendioxid wird innerhalb von 5 Minuten vom Körper aufgenommen. Bleibt doch ein Emphysem (Knistern der Haut bei Druck mit dem Finger) bestehen, so handelt es sich um eine Verunreinigung des Kohlendioxids mit Luft. Dieser Effekt ist aber eher von Vorteil: Er verzögert das Abklingen der Wirkung etwas; das Emphysem selbst ist meist nach einigen Stunden verschwunden.

Neuraltherapie (Störfeldtherapie, Triggerpunkte)

Die Neutraltherapie behandelt mit Injektionen von Lokalanästhetika an bestimmte Punkte und Gewebe (Haut, Unterhaut, Muskulatur, Gelenke, Knochenhaut, Nerven und anderes), um Schmerzen und andere Störungen (zum Beispiel Hautkrankheiten, Ohrgeräusche) zu beseitigen.

▶ **Störfeldtherapie**
Die Störfeldtherapie ist ein Teilbereich der Neuraltherapie. Sie arbeitet mit Injektionen in so genannte »Störfelder«.

Was ist ein Störfeld?
Störfelder sind häufig Narben, die Quellen für streuende und anderweitig lokalisierte Schmerzen sein können. Eine Injektion in diese Bereiche kann dazu führen, dass Schmerzen (oder andere Störungen) sofort für mindestens 20 Stunden verschwinden. – Während alle anderen Techniken der Neuraltherapie (Injektionen in verschiedenste Gewebe, Nerven und anderes als therapeutische Lokalanästhesie) von der Schulmedizin anerkannt und genutzt werden, ist die Störfeldtherapie noch umstritten und wird von vielen schulmedizinischen Experten abgelehnt, oft ohne Prüfung oder nur geringste Kenntnisse.

Diejenigen, die sich die Mühe gemacht und selbst experimentiert oder bei Neuraltherapeuten zugesehen haben, sahen danach immer die Existenz des Sekundenphänomens bestätigt.

> **MERKE**
>
> Als Sekundenphänomen wird in der Störfeldtherapie die sofortige Schmerzausschaltung (oder die Ausschaltung anderer Symptome) noch während der Injektion bezeichnet.

So gelingt es immer wieder, bei Patienten auch nach jahrelangem Bestehen der Kopfschmerzen eine vollständige Beschwerdefreiheit zu erreichen – nach oft nur einer einzigen Narbenunterspritzung mit einem Lokalanästhetikum.

Wie kann man Anfälle verhüten?

> **HINTERGRUND**
>
> **F. Huneke und die Entdeckung der Störfelder**
>
> 1940 behandelte der Arzt Ferdinand Huneke eine Patientin wegen Schulterschmerzen. Trotz Einsatz aller ihm bekannten Methoden der Neuraltherapie hatte er keinen Erfolg. Später suchte ihn dieselbe Patientin erneut auf, dieses Mal wegen einer schmerzenden Narbe am Fuß. Während er nun diese Narbe spritzte, hörte auch der Schmerz an der Schulter plötzlich auf. – Und so war der Grundstein für die Entwicklung der Störfeldtherapie gelegt.

Wie häufig ist ein Störfeld Ursache einer Migräne?

Bei etwa 5 Prozent aller Migränepatienten ist heute mit einem solchen Störfeld zu rechnen. Das klingt wenig, aber in Anbetracht von Millionen Migränepatienten könnte vielen durch eine Störfeldtherapie geholfen werden. Besonders groß ist die Wahrscheinlichkeit, dass ein Störfeld potenziell Migräne verursacht, bei Menschen ohne diesbezügliche genetische Vorbelastung. Erbringt eine gründliche Diagnostik (zum Ausschluss anderweitiger Krankheiten als Migräneursache) keinen Befund, so kann die Suche nach einem Störfeld sinnvoll sein.

Welcher Zusammenhang besteht zwischen Narben, Störfeldern, Druckpunkten und Kopfschmerzen?

Bei einer Untersuchung von Patienten mit durch einen Schädelunfall verursachten Narben gaben 50 Prozent der Befragten mit einer Narbe Kopfschmerzen an. Dabei lag die Narbe in rund 98 Prozent der Fälle im Ausbreitungsgebiet des das Schmerzgebiet versorgenden Nervs und nur bei knapp 2 Prozent auf der schmerzfreien Seite.
Als Folgen traten neben Kopfschmerzen auch Übelkeit oder Schwindel auf, die bei starker Ausprägung auch zur Diagnose einer Migräne führen können. – Auch von uns untersuchte Migränepatienten gaben häufiger als migränefreie

> **WISSEN**
>
> **Was sind Druckpunkte?**
>
> Druckpunkte sind Punkte, die auf Druck mit Schmerz reagieren. Der Arzt gibt dem Patienten mit Daumen und Zeigefinder einen Druckreiz am Schädel als »Vergleichswert«. Dann drückt der Arzt zum Beispiel die Adler-Langerschen Druckpunkte und befragt den Patienten bei jedem Punkt, ob dieser Reiz dem Vergleichswert entspricht oder wesentlich stärker schmerzt. Dies wäre dann ein Hinweis auf ein mögliches Störfeld.
> Ein Beispiel: Ein schmerzender Druckpunkt unter dem Hinterhaupt ist ein Hinweis auf ein mögliches Störfeld Stirnhöhle.

Patienten an, Narben im Kopfbereich zu haben. Zusätzlich konnten wir enge Beziehungen zwischen solchen Störfeldern und Druckpunkten am Hinterhaupt, an den Querfortsätzen der Halswirbel und der Trapeziusmuskulatur feststellen.

Unsere Untersuchungen zeigen, dass diese Druckpunkte verstärkt bei Migränepatienten auftreten, sie also in besonderem Maß mit so genannten »Kopfherden« (= diverse Schmerzquellen im Kopfbereich) belastet sind.

Warum können Störfelder Migräne verursachen?

Ein experimenteller Befund könnte diese Frage klären: In manchen Narben konnten so genannte Neurome (Nervenknötchen) nachgewiesen werden, die schmerzauslösende Stoffe wie Noradrenalin ausschütten.

Kommen nur Narben als Störfelder infrage?

Nein. Neben Hautnarben können auch Restzustände von Entzündungen innerer Organe als Störfelder wirken. In der Krankengeschichte unserer Migränepatienten gab es große Unterschiede bei Nasen-, Kiefer-, Zahn- und Unterleibserkrankungen im Vergleich zu Kontrollpersonen: Die häufigeren »Blinddarmentzündungen« der Migränepatienten lassen sich wahrscheinlich zum Teil als Migräneanfälle im Bauchraum

> **WISSEN**
>
> **Was haben Bauchschmerzen mit Migräne zu tun?**
>
> Kinder mit Migräne oder Kinder, deren Eltern Migräne haben, zeigen oft Bauchschmerzen, die von Experten als Äquivalent der Kopfschmerzen angesehen werden. Später bekommen diese Kinder dann meist »normale« Migräneanfälle mit Kopfschmerzen. Aber auch bei den erwachsenen Migränepatienten treten als »Begleiterscheinungen« noch Teilbeschwerden im Bauchraum auf (Übelkeit, Erbrechen, massive Blähungen, Durchfall usw.).

erklären, die nicht operiert werden müssten.

Wie findet man das Störfeld?

Viel können Sie beim Aufspüren eines möglichen Störfeldes tun. Durchforsten Sie gedanklich Ihre eigene Krankheitsgeschichte und nehmen Sie dazu die folgende Tabelle als Unterstützung. Auch die Untersuchung durch Ihren Arzt kann hilfreich sein, entscheidend für die nachfolgende Beschwerdefreiheit ist aber die Injektion des Neuraltherapeutikums.

Was kommt auf Sie zu, wenn Sie Ihre Migräne mithilfe der Störfeldtherapie behandeln lassen?

Durch den Bericht des Patienten und die Untersuchung weiß der erfahrene

Wie kann man Anfälle verhüten?

CHECKLISTE

So finden Sie mögliche Störfelder!

Organ/Körperteil	Worauf ist zu achten?
Rachenmandeln (Tonsillen)	▪ Bestehen oder bestanden Mandelentzündungen (vor allem in der Kindheit)? ▪ Haben oder hatten Sie einen Mandelabszess, eine Mandelkappung oder eine Mandelentfernung? Wucherungen und Rachenmandelentfernungen weisen auf dieses Störfeld hin. Die Nähe zur Hypophyse erklärt die oft weitreichende Wirkung einer Injektion in diese Region.
Zähne	▪ Haben oder hatten Sie impaktierte Zähne (Zähne, die nicht durchbrechen können)? ▪ Haben sie schon einmal eine Wurzelspitzenresektion hinter sich gebracht? ▪ Hatten Sie im Mundbereich komplizierte Operationen, Zahnfisteln und Zysten? Von großer Bedeutung sind auch Amalgamplomben und verschiedene Metalle im Mund. Zur Diagnostik von Zahnstörfeldern ist die Zusammenarbeit mit einem in dieser Richtung kundigen Zahnarzt erforderlich.
Nase und Nebennasenhöhlen	▪ Haben oder hatten Sie schon einmal eine Entzündung der Nasennebenhöhle (Sinusitis)? ▪ Sind Sie schon einmal an der Nase (zum Beispiel Septumoperationen)/den Nasennebenhöhlen operiert worden? ▪ Haben oder hatten Sie schon einmal Probleme mit eitrigem Schnupfen, Heuschnupfen?
Ohren	Hier sind ▪ Mittelohrentzündungen und ▪ Operationen an den Ohren bzw. der Ohrmuschel wichtig.
Ohrläppchen	▪ War das Ohrläppchen mal entzündet oder vereitert, vertragen Sie auch unechte Ohrringe?
Thorax (Brustkorb)	▪ Haben oder hatten Sie schon einmal Tuberkulose oder Lungenentzündung? ▪ Haben oder hatten Sie schon einmal Pleuritis (Entzündung des Brustfells)? Bei Frauen ist aber immer auch nach Narben an der Brust zu fragen.

Organ/Körperteil	Worauf ist zu achten?
Galle	■ Gallenblasenentfernung und ■ Gallenblasenentzündung können vor allem zu Migräne, Kopfschmerzen, Schulterschmerzen und Rückenschmerzen auf der rechten Seite führen.
Blinddarm	■ Haben oder hatten Sie schon einmal eine Blindarmoperation? Eine Blinddarmnarbe sollte immer berücksichtigt werden, besonders, wenn die Migräne rechtsseitig ist und wenn die Heilung der Narbe problematisch war.
Weitere Bauchstörfelder	Natürlich sind auch Narben nach Magenresektionen, Sterilisationen, Leistenhernien und andere Operationen zu berücksichtigen.
Unterleib	Bei Frauen spielt der gynäkologische Raum eine Rolle. In einer neuen Migränestudie fand man häufig Unterleibsstörfelder. Dabei ist an Dammnarben oder Unterleibsoperationen zu denken.
Narben allgemein	■ Haben Sie schlecht verheilte und/oder »wetterfühlige« Narben? Aber auch ganz reizlose, unauffällige Narben können ein Störfeld sein: Fragen und suchen Sie vor allem nach Narben ■ am Kopf (als Kind gestürzt), ■ am Hals (Entfernung eines Lymphknotens), ■ an den Armen (Impfnarben), ■ am Brustkorb, am Bauch, den Beinen (Hallux valgus-Operation, Venenoperation), Amputationsnarben (!), ■ Narben nach offenen Knochenbrüchen, ■ nach Knochenmarksentzündung (Osteomyelitis) oder nach Spritzenabszess. Besonders verdächtig sind Kriegsverletzungen und andere Schusswunden. Zu denken ist auch an die erste Narbe des Körpers, den Bauchnabel. Wenn dieser nach Angaben der Mutter des Patienten schlecht verheilt ist oder wenn der Nabel manchmal juckt oder etwas Sekret abgibt, sollte man auch diese Stelle behandeln.

Wie kann man Anfälle verhüten?

Neuraltherapeut, wo Injektionen erfolgreich sein können. Verwendet werden bisher fast nur die Lokalanästhetika Procain und Lidocain, der Injektionsschmerz ist gering. – Bei der Migränebehandlung ist auch der Aufwand der Behandlung gering: Bereits nach der ersten Injektion ist klar, ob diese Methode anschlägt oder nicht.

▶ Triggerpunkte – harte Fakten für Migräne

Triggerpunkte sind tastbar verhärtete Stellen im Muskel- oder Unterhautzellgewebe, die auf Druck schmerzhaft reagieren. Ich habe mittlerweile einige Hundert Migränepatienten untersucht und kann sagen:

> **MERKE**
>
> Es gibt keinen Migränepatienten ohne diese muskulären Befunde!

Die Untersuchung will aber gelernt sein. – Auf jeden Fall kann man nicht, wie es auch noch heute gemacht wird, Schwarz-Weiß-Malerei betreiben, indem man muskulär, das heißt durch Triggerpunkte bedingte migräneähnliche Kopfschmerzen den »echten Migränefällen« gegenüberstellt.

Welche Hinweise gibt es für einen Zusammenhang zwischen Muskelverhärtung (Triggerpunkten) und Migräne?

- Bestimmte Triggerpunkte (im Kopfnickermuskel, Nackenmuskel und Schläfenmuskel) kommen bei allen Migränepatienten vor.
- Triggerpunkte können einen Migräneanfall auslösen.
- Wesentliche Auslöser und Verstärker der Triggerpunkte sind zugleich auch Auslöser und Verstärker des Migräneleidens – Magnesiummangel, Stress, Menstruation, chronische Fehlhaltungen usw.
- Der Ausstrahlungsschmerz der häufigsten Triggerpunkte entspricht dem typischen Migräneschmerz.
- Die Ausschaltung der Triggerpunkte (durch zum Beispiel Dehnung, Massage, Akupunktur – am schnellsten und preiswertesten aber über die Störfeldtherapie) kann zur Besserung oder dem Sistieren sowohl des akuten Migräneanfalls als auch des chronischen Migräneleidens führen.
- Triggerpunkte führen zu einer Störung der zentralen Schmerzkontrolle bzw. der Ausbildung eines Schmerzkreislaufs im Bereich der Kopf-Nacken-Muskulatur.

Um an dieser Stelle einem Missverständnis vorzubeugen: Es soll nicht gesagt werden, dass die sich in Triggerpunkten manifestierenden muskulären Veränderungen die Ursache der Migräne sind; wir haben relativ viele Versuchspersonen gefunden, die zum Teil erhebliche Verspannungen aufwiesen, aber keine Migräne, nicht einmal Kopfschmerzen hatten.

Es muss also ein Zusammenspiel mit weiteren Mechanismen geben. Alles zusammen führt dann dazu, dass ein Patient Migräne bekommt. Das muskuläre Geschehen scheint aber ein wichtiger Teilaspekt zu sein – und zwar einer, der direkt und indirekt relativ gut beeinflussbar ist.

Wie kann man Triggerpunkte beseitigen?
Direkt: über die Injektion von Lokalanästhetika; indirekt: über die Ursachenbehebung, zum Beispiel Beckenschiefstand.

Welchen Erfolg verspricht eine Beseitigung von Triggerpunkten?
Frau Dr. Travell hat festgestellt, dass die einfache Beseitigung der Triggerpunkte höchstens einen Erfolg von 50 Prozent bringt. Bei 50 Prozent der Betroffenen erreicht man nichts, oder es kommt zum Rückfall. Liegt ein Rückfall vor, muss man sich auf die Suche nach der Ursache machen.

Ursachen für immer wiederkehrende Muskelverhärtungen und ihre Therapie
Wir haben auch die Ursachen von Rezidiven muskulärer Befunde und von Blockierungen bei Migränepatienten untersucht und sind auf drei Ursachenbereiche gestoßen. Die Berücksichtigung solcher Ursachen bei der Behandlung chronischer Kopfschmerzen und der Migräne führt zu einer wesentlichen Verbesserung der Therapieergebnisse. Es sind:

Tabelle 4: Muskelverhärtungen haben Ursachen!

Ernährungsbedingte Ursachen
- Magnesiummangel

Haltungsbedingte Ursachen (siehe Seite 152 ff.)
- Beckenschiefstand
- Schlechte Haltung
- Überbeweglichkeit

Fehlatmung als Ursache (siehe Seite 155 ff.)
- Hyperventilation
- Brusthochatmung

▶ **Ernährungsbedingte Ursachen**
Magnesiummangel (siehe Seite 112).

▶ **Haltungsbedingte Ursache 1: Beckenschiefstand**
Ein Beckenschiefstand wird entweder durch ein zu kurzes Bein oder durch Störungen in der Beckenmechanik ausgelöst, was zu erheblichen Verspannungen der Muskulatur vor allem auf einer Halsseite führen kann.

Durch Beseitigung des Beckenschiefstandes zum Beispiel durch eine Absatzerhöhung oder durch chirotherapeutische Interventionen gelingt es daher manchmal, die Migräneanfälle zu beseitigen.

Wie kann man Anfälle verhüten?

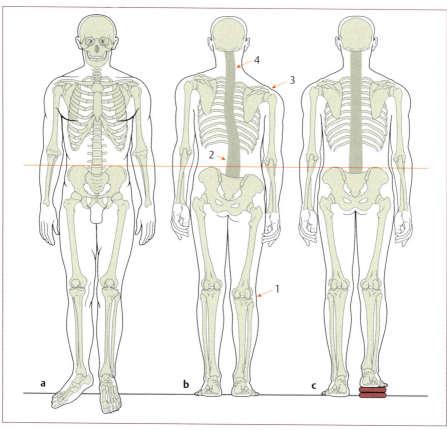

▲ Der Beckenschiefstand und die Auswirkungen auf den Halteapparat, **a** normale Beckenlage, **b** Konsequenzen des Beckenschiefstandes: 1: Ungleichmäßige Druckbelastung der Knie; 2: Rückgratverkrümmung, 3: Asymmetrie der Schulterblätter, 4: Verkrümmung der Halswirbelsäule, **c** Normalisierung der Beckenlage durch Einlagen

Wie kann ein Beckenschiefstand behandelt werden?

Wenn Sie bei sich Hinweise auf einen Beckenschiefstand sehen und sich Ihre Migräne kaum beeinflussen lässt, sollten Sie sich von einem Chirotherapeuten, einem Osteopathen oder einem Therapeuten behandeln lassen, der mit der Cross-Methode vertraut ist.

- Falls ein Bein zu kurz ist: In diesem Fall sind chiropraktische oder krankengymnastische Maßnahmen nicht sinnvoll. Hier hilft nur die orthopädische Absatzerhöhung. Beachten

Der naturheilkundliche Beitrag zur Prophylaxe | Anfälle verhüten

CHECKLISTE

Der Spiegel bringt es an den Tag ...

Wann sollten Sie an einen Beckenschiefstand mit möglicher Migränewirkung denken? Frau Cross* empfiehlt hierzu folgenden Test: Stellen Sie sich unbekleidet vor den Spiegel und kontrollieren Sie Ihre Haltung.

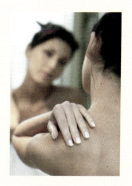

- Sind die Zähne der unteren Zahnreihe gegenüber der oberen Zahnreihe verschoben?   ❒ ja   ❒ nein
- Stehen die Schultern gleich hoch?   ❒ ja   ❒ nein
- Sind die Abstände zwischen Arm und Bauchwand auf beiden Seiten gleich?   ❒ ja   ❒ nein
- Ist die Rundung der Taille auf beiden Seiten gleich?   ❒ ja   ❒ nein
- Verläuft die Pofalte waagerecht oder schief?**   ❒ ja   ❒ nein
- Sind die Kniefalten gleich stark ausgeprägt?**   ❒ ja   ❒ nein
- Liegt ein einseitiger Plattfuß vor?***   ❒ ja   ❒ nein

* Quelle: Cross, Lilo: Die Cross-Methode. Zabert und Sandmann, München 2005
** Hierzu brauchen Sie einen vertrauten Helfer, der dies von hinten beurteilen muss.
*** Hierzu nehmen Sie nach dem Duschen die Abdrücke Ihrer feuchten Füße auf der Badematte in Augenschein.

Sie hierbei: Sobald der Beckenschiefstand wieder auftritt, kann es auch wieder zur Migräne kommen (wenn Sie zum Beispiel am Strand lange barfuß laufen).
- Falls die Beckenmechanik gestört ist: Hier kann man sehr schnell durch chiropraktische oder krankengymnastische Maßnahmen (zum Beispiel Zilgrei) oft schöne Ergebnisse erreichen.

▶ **Haltungsbedingte Ursache 2: Zervikale Fehlhaltung, »schlechte Haltung«**
Dass die Statik bei Migränepatienten gestört ist, zeigen Untersuchungen über die Spannung von Nackenmuskeln bei Migränepatienten und Kontrollpersonen. Während es im Liegen keine Unterschiede gab, war schon im Sitzen die Muskelspannung bei den Migränepatienten gegenüber den Kontrollpersonen erhöht.

Wie kann man Anfälle verhüten?

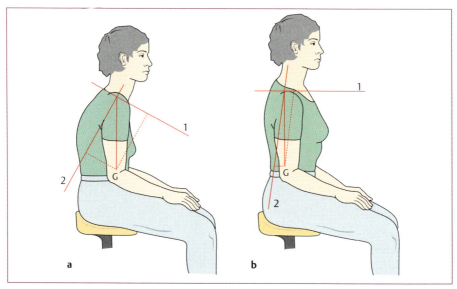

▲ **a** Schlechte Haltung, **b** verbesserte Haltung

Wie kommt es zu Fehlhaltungen?

Generell leistet ein schwach ausgebildeter Muskelapparat – das heißt Bewegungsmangel – Fehlhaltungen bereits in früher Jugend Vorschub. Kommen im Erwachsenenalter dann noch schlechte Haltungsgewohnheiten (zum Beispiel bei der Schreibtischtätigkeit) hinzu, manifestiert sich die Fehlhaltung.

Es gibt auch Fehlhaltungen, die Schonhaltungen zur Schmerzvermeidung (zum Beispiel bei Problemen im Bauchraum) sind.

Diese Haltungsschäden die sind reversibel. Es gibt natürlich auch irreversible Schädigungen des Haltungsapparates, die aber nicht als Migräneauslöser von Bedeutung sind.

Wie kann eine zervikale Fehlhaltung behandelt bzw. ihr vorgebeugt werden?

Die Belastungen für den Bewegungsapparat durch die zervikale Fehlhaltung mit vorgezogenem Kopf, vorgezogenen Schultern und anderes sind offensichtlich. Dem kann nur durch eine Muskelkräftigung und eine verbesserte Haltung vorgebeugt werden … denn es ist wie mit der Ernährung: Die meisten kennen weitestgehend ihre schlechten Haltungsgewohnheiten. Diese lassen sich einerseits über vermehrte körperliche Bewegung verändern; bei stark ausgeprägter Fehlhaltung sollte man zur Verbesserung der Haltung gezielt mit einem Krankengymnasten zusammenarbeiten.

▶ **Haltungsbedingte Ursache 3: Überbeweglichkeit**

Wesentlich für Migräne scheint die Überbeweglichkeit im Bereich der Kopfgelenke und der Halswirbelsäule zu sein. Die Rotation der HWS ist bei Migränepatienten signifikant größer als bei den Kontrollpersonen, die meist den Kopf um 90° nach rechts oder links drehen können. Migränepatienten bringen es nicht selten auf eine Drehung von 115°. Das ist keineswegs bewundernswert, denn Überbeweglichkeit hat ihren Preis, nämlich häufigere und vermehrte Schmerzen im Bewegungsapparat.

Wie kommt es zur Überbeweglichkeit?

Überbeweglichkeit entsteht aus dem Zusammenspiel von Bindegewebsschwäche und schwacher Muskulatur. Sie wird heute als eine Spielart des menschlichen »Beweglichkeitsspektrums« angesehen, die zwar nicht zwangsläufig krankhaft ist, im Einzelfall aber eine einschneidende Rolle bei immer wiederkehrenden Migränebeschwerden spielen kann.

Bei den Migränepatienten fanden wir wesentlich häufiger als die reine Überbeweglichkeit eine durch Muskelschwäche bedingte krumme Haltung (Rundrücken) im Sitzen in Verbindung mit Überbeweglichkeit. Diese unphysiologische Haltung führt zu einer erheblichen Belastung des gesamten Bewegungsapparates und stellt damit einen weiteren Faktor für die Entstehung und Aufrechterhaltung von Muskelverspannungen dar.

Wie kann eine Überbeweglichkeit behandelt bzw. ihr vorgebeugt werden?

Die wichtigste Behandlung der Überbeweglichkeit ist der Aufbau eines kräftigen Muskelkorsetts für alle Teile der Wirbelsäule durch eigene sportliche Bemühungen oder mithilfe einer/s Krankengymnasten/in. Reicht das nicht aus oder ist ein Training nicht möglich, helfen manchmal Injektionen des Neutraltherapeuten an gedehnte oder schmerzhafte Bänder.

▶ **Fehlatmung als Ursache: Hyperventilation**

Die zu schnelle Atmung (Hyperventilation) kann akut Migräneanfälle auslösen. Wer das von sich weiß oder es ver-

> **WICHTIG**
> **Generell: Atmen Sie langsam und bewusst!**
>
> In China sagt man, dass die Zahl der Atemzüge für ein Menschenleben vorgegeben ist. Je langsamer man atmet, umso länger lebt man.

Wie kann man Anfälle verhüten?

mutet, kann als Hilfe bei einem beginnenden Migräneanfall die Atmung in die Tüte (siehe Seite 170) durchführen. Damit können Patienten mit migränefördernder Neigung zu Hyperventilation Anfälle verhindern.

Was passiert bei der Hyperventilation?
Durch die zu schnelle Atmung wird der Kohlendioxidgehalt des Blutes vermindert.
- Kurzfristig führt das zu einer erhöhten Erregbarkeit, einem erhöhten Sympathikus und einem erhöhten Noradrenalinspiegel.
- Ist die Atmung langfristig zu schnell, kommt es zu einer Verstärkung der psychischen und muskulären Erregbarkeit (einem für die Migräne bedeutsamen Faktor).

Wodurch wird die Hyperventilation ausgelöst?
Eine Hyperventilation wird am häufigsten durch bewusste, manchmal aber auch durch unbewusste Ängste ausgelöst. Sie kann auch durch Schilddrüsenstörungen, Unterzuckerung, durch ein Störfeld, Elektrolytstörungen und anderes hervorgerufen werden. Solche Ursachen sind zu suchen und im gegebenen Fall zu behandeln. Neben der Behandlung der Ursache hat sich auch die begleitende Einnahme von Magnesium und das Durchführen einer Entspannungsmethode bewährt.

Wie lässt sich der Hyperventilation vorbeugen?
Hier kann das Gespräch mit einem Psychotherapeuten oder einem Psychologen manchmal eine Besserung erreichen. Auch Medikamente können angstlösend sein, die Naturheilkundler versuchen die Angst aber mit anderen Mitteln zu reduzieren (neuraltherapeutische Behandlung der Schilddrüse, Bachblüten, Homöopathie und anderes). Eine massive Angst sollte aber auf jeden Fall über eine fachärztliche oder psychotherapeutische Behandlung bearbeitet werden.

▶ **Fehlatmung als Ursache: Brusthochatmung**
Was hat die individuelle Atemtechnik mit Migräne zu tun? Bei einer englischen Untersuchung wurde festgestellt, dass ein großer Teil der Migränepatienten nicht in der Lage ist, eine normale Zwerchfellatmung durchzuführen, das heißt, nicht den Bauchraum erweitert (diese normale Atmung kann man sehr schön bei kleinen Kindern beobachten), sondern den Brustkorb hochzieht.

Das hat verschiedene negative Folgen:
- Der Teufelskreis: Wird die Bauchwand in Höhe des Nabels eingezogen, verspannt sich das Zwerchfell. Als Ausgleich für die ausgefallene Bauchatmung muss sich das Brustbein heben, damit im Brustraum Platz für den Atem geschaffen wird.

- Die Atemhilfsmuskulatur wird bemüht. Nun muss die Atemhilfsmuskulatur – was bei der Bauchatmung gar nicht erforderlich ist – bei jedem Atemzug den Brustkorb anheben. Diese Muskeln werden auf Dauer überlastet, verspannen und schmerzen.
- Triggerpunkte entstehen und führen zu Migräne. Der »übertragene Schmerz«, der von Triggerpunkten aus diesen Muskeln ausgelöst wird, ist unter anderem in der Stirn, der Schläfe und im Hinterkopf lokalisiert, den typischen Lokalisationen der Migräne.
- Die Halswirbelsäule wird belastet. Bei der Brusthochatmung muss zum Teil auch die Halswirbelsäule das Gewicht des Brustkorbs tragen. Dafür ist sie aber nicht gebaut, so kommt es zu einer Überlastung von Bändern, Sehnen, Bandscheiben und anderen Geweben mit möglichen Beschwerden.

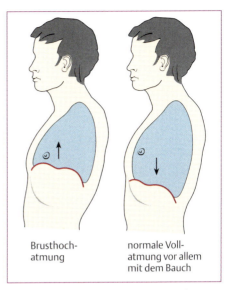

Brusthoch-
atmung

normale Vollatmung vor allem mit dem Bauch

▲ Normale Zwerchfell- und Brusthochatmung

Brusthochatmung, verhärtete Muskulatur und Migräne

Bei der Brusthochatmung wird relativ wenig Luft eingeatmet. Schon in Ruhe klagen viele »Brusthochatmer« über Lufthunger und die Unfähigkeit, richtig durchatmen zu können. Wenn sie dann körperlichen und psychischen Belastungen ausgesetzt sind, müssen sie schneller atmen, damit sie die erforderliche Sauerstoffmenge überhaupt aufnehmen können. Die bereits überlastete Atemhilfsmuskulatur reagiert dann auf jede weitere Belastung (Abkühlung, Infekt, Anstrengung, Erregung) mit Schmerz bzw. der Auslösung eines Migräneanfalls.

Weitere Befindlichkeitsstörungen durch Brusthochatmung

Da die Zwerchfellbewegung fehlt, entfällt auch die Durchbewegung der Därme. Daher kommt es häufiger zur Verstopfung.
- Menschen mit Brusthochatmung werden als ständig gespannt, ängstlich, verstopft und oft krank beschrieben. Sie haben eher eine ver-

Wie kann man Anfälle verhüten?

krampfte Hals- und Brustmuskulatur, eine verminderte körperliche und psychische Widerstandskraft sowie kalte Füße, Schlafstörungen und Migräne.

Wie komme ich zu einer physiologischen Vollatmung?

Medikamente, Massagen oder Manipulationen helfen auf die Dauer nicht, sondern nur eine Umstellung der Atmung auf die physiologische Vollatmung, schlicht: durch eigenes Üben unter Anleitung. Dies können Sie durch

- eine Atemtherapie,
- Yoga (siehe Seite 106),
- Ausdauertraining (siehe Seite 110) oder
- manchmal durch eine Psycho- und/oder Entspannungstherapie (siehe Seite 98) erreichen.

PRAXIS

Mehr aus dem Bauch heraus ...

Bauchatmung kann man üben!
- Legen Sie sich auf den Rücken; nehmen Sie drei schwere Bücher, legen Sie sie auf den Bauch ...
- – und nun heben Sie sie mithilfe der Bauchatmung an.
- Üben Sie täglich.

Vielen Migränepatienten fällt das anfangs schwer, nach etwas Übung klappt es aber meistens. Dann gilt es, diese Atmung ins tägliche Leben zu übernehmen.

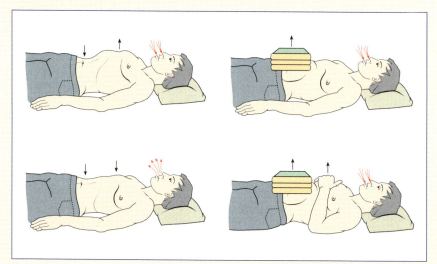

So lernen Sie mehr Bauchatmung

Das leistet die Schulmedizin

Auch die Schulmedizin kennt verschiedene Wege der Migräneprophylaxe. Den Einsatz von Sport und Entspannungstechniken haben wir bereits bei der Selbstbehandlung ausführlicher beschrieben. Darüber hinaus leistet sie einen manchmal unerlässlichen Beitrag zur Vorbeugung, wenn die Wirksamkeit anderer Methoden nicht oder nicht im erforderlichen Zeitrahmen wirksam werden kann. Die Verhaltenstherapie als schulmedizinische Methodik setzt den Schwerpunkt in der Vorbeugung dort, wo Stress ein wichtiger Migräneauslöser ist.

> **WICHTIG**
>
> **Wann ist eine medikamentöse Vorbeugung notwendig?**
>
> Zu einer medikamentösen Migräneprophylaxe sollte man sich entschließen,
> - wenn drei oder mehr Anfälle pro Monat nicht auf die Anfallstherapie ansprechen oder die Anfallstherapie nicht vertragen wurde,
> - wenn die Anfälle unerträglich sind,
> - wenn die Anfälle regelmäßig 48 Stunden oder länger dauern,
> - wenn die häufige Arbeitsunfähigkeit bei der Migräne zu einer Entlassung führen kann und anderes.

Während der Migränepatient die naturheilkundliche Migräneprophylaxe oft auch allein durchführen kann, ist die schulmedizinische Prophylaxe nur zusammen mit einem Arzt möglich. Die ärztliche Aufgabe ist dabei unter anderem der Ausschluss bestimmter Medikamente und die Berücksichtigung zusätzlicher Krankheiten. Wir beziehen uns hier vor allem auf Dosierung und Nebenwirkungen der eingesetzten Medikamente.

Wie geht man bei der medikamentösen Migräneprophylaxe vor?

Ziel der medikamentösen Migräneprophylaxe ist eine Reduzierung der Anfallshäufigkeit um mindestens 50 Prozent, wobei möglichst keine oder nur geringe Nebenwirkungen auftreten sollen. So ist es mithilfe der Migräneprophylaxe meist auch möglich, den schmerzmittelbedingten Kopfschmerz durch Absetzen der Schmerzmittel zu verhüten und damit zu beseitigen.

Dabei muss man immer die Nachteile der Migräneprophylaxe, das heißt, nicht vermeidbare Nebenwirkungen, in Beziehung zum beabsichtigten Erfolg stellen. Eine große Hilfe ist wiederum der Migränekalender (siehe Seite 46).

Wie kann man Anfälle verhüten?

> **WICHTIG**
>
> **Auch Prophylaxe und Migränekalender gehören zusammen!**
>
> Je mehr Migränemedikamente Sie einnehmen, umso wichtiger wird die Wirksamkeitskontrolle! Damit Sie auch wirklich den Vorher-Nachher-Effekt vergleichen können, sollten Sie den Migränekalender zunächst mindestens einen, am besten zwei Monate ohne Migräneprophylaxe führen.

Nach der Migräneprophylaxe von mindestens drei Monaten, also nach insgesamt fünf Monaten, können Sie dann die Veränderung der Anfallshäufigkeit vergleichen.

Bei Besserung gibt man das Medikament noch 3–6 Monate, danach wird eine Pause eingelegt. Oft bleibt dann die Verbesserung auch ohne Medikamenteneinnahme noch erhalten. – Tritt die Migräne nach dem Absetzen der prophylaktischen Medizin gleich wieder auf, kann man sie, wenn keine wesentlichen Nebenwirkungen auftraten, für weitere 6–12 Monate geben. Danach wird man dann individuell unter Abwägung aller Fakten entscheiden.

Ist keine Verbesserung eingetreten, wird man höchstens noch zwei Monate das Medikament so weiter geben. Ist auch dann kein Erfolg festzustellen, sollte das Medikament abgesetzt und ein zweites probiert werden.

> **MERKE**
>
> Die Migräneprophylaxe bleibt ohne Erfolg, wenn der Patient weiterhin sehr häufig Schmerzmittel einnimmt.

Die Schmerzmitteleinnahme wird dem Arzt aber oft leider verschwiegen.

> **KURZGEFASST**
>
> **Fahrplan medizinische Migräneprophylaxe**
>
> | Migränekalender führen | Medikamentengabe | Zeitdauer |
> | --- | --- | --- |
> | Ja! | Nein | 2 Monate |
> | Ja! | Ja | mind. 3 Monate |
> | Ja! | Besserung? Dann ja. | 3–6 Monate |
> | Ja! | Besserung bleibt erhalten? | Dann PAUSE |
> | Ja! | Rückfall? Dann ja. | 6–12 Monate |

Wie werden Prophylaxemittel dosiert?

Leider haben Migränepatienten häufiger unter medikamentösen Nebenwirkungen zu leiden als andere Patienten. Deshalb sollten migräneprophylaktische Medikamente einschleichend, das heißt von einer niedrigen Dosis ausgehend, nur langsam gesteigert werden.

»Einschleichende Dosierung« bedeutet aber nicht, mit der Dosierung immer so eben unter einem wirksamen, effektiven Niveau zu bleiben. Leider nehmen manche Migränepatienten ihre prophylaktischen Medikamente nach dem Motto ein: »Die niedrige Dosis schadet nicht, hilft aber vielleicht noch«. Das ist ein Fehlschluss: Um einen Erfolg zu erzielen, müssen Sie die Dosis schon allmählich, manchmal erst nach Abklingen von Nebenwirkungen, erhöhen. Andere Migränepatienten nehmen die prophylaktischen Mittel nur sporadisch – und auch dabei ist kein Erfolg zu erwarten.

Medikamente zur medizinischen Prophylaxe

Als Mittel der ersten Wahl gelten
- Betarezeptorenblocker, der Kalzium-Antagonist Flunarizin und neuerdings Topiramat,

als Mittel der zweiten Wahl
- Valproinsäure, Naproxen, Acetylsalicylsäure, Pizotifen, Dihydroergotamin und Cyclandelat.

Mittel der ersten Wahl

Kaum ein Medikament wirkt ausschließlich nur so, wie es von den Pharmaentwicklern geplant wird. Das kann auch positive Effekte mit sich bringen. So kommen zwei »Erste-Wahl-Mittel« gegen Migräne aus anderen Ställen: Betarezeptorenblocker sind in erster Linie Herz-Kreislauf-Mittel, Topiramat ein Antiepileptikum.

▶ **Betarezeptorenblocker**
Betarezeptorenblocker wie Propranolol oder Metoprolol werden zur Senkung eines erhöhten Blutdrucks oder einer erhöhten Herzschlagfrequenz eingesetzt. Dabei stellte man fest, dass Migränepatienten durch diese Präparate über weniger Migräneanfälle berichteten als vor der Betarezeptorenblockereinnahme. Nachfolgende Studien zeigten eine sehr gute Wirksamkeit der Betarezeptorenblocker bei Migräne.

Dosierung:
Metoprolol (zum Beispiel Beloc zok): 50–200 mg pro Tag, Propranolol (zum Beispiel Dociton) 40–240 mg pro Tag. – Eine Schwierigkeit bei der Migränebehandlung mit Betarezeptorenblockern ist, dass nicht wenige Migränepatien-

Wie kann man Anfälle verhüten?

ten einen niedrigen Blutdruck haben und die Betarezeptorenblocker den Blutdruck noch weiter auf ein manchmal nicht mehr tolerables Niveau senken. Hier beginnt man mit geringen Dosen und steigert sehr langsam. Oft gewöhnt sich der Organismus dann an den Betarezeptorenblocker und hält den Blutdruck konstant.

Nebenwirkungen:
Als häufige Nebenwirkungen werden die Blutdrucksenkung, Magenverstimmung und Müdigkeit genannt, seltener treten Schlafstörungen, Schwindel, langsamer Herzschlag oder zu niedriger Blutzuckerspiegel auf. Besonders gefürchtet sind Verkrampfungen der Atemwege und die Impotenz. – Betablocker sollten nie abrupt, sondern immer ausschleichend abgesetzt werden, da sonst unangenehme Reaktionen des Körpers auftreten können!

▶ **Flunarizin**
Flunarizin verhindert das Eindringen von zu viel Kalzium in die Zellen des Gehirns und der Gefäße und damit eine Übererregbarkeit.

Dosierung:
5–10 mg pro Tag

Nebenwirkungen:
Eine gefürchtete Nebenwirkung ist vor allem die Gewichtszunahme. Auch wenn eine übermäßige Gewichtszunahme nicht akzeptabel ist, ist dennoch zu berücksichtigen, dass viele Migränepatientinnen Untergewicht haben und eine Gewichtszunahme häufig zu einer Verbesserung der Migräne führt. – Weitere Nebenwirkungen sind Müdigkeit, Stimmungsveränderungen, Magen-Darm-Beschwerden und Zittern.

▶ **Topiramat**
Antiepileptika gewinnen an Bedeutung. So wurden Studien mit Topiramat (Topamax) durchgeführt, bei denen mehr als die Hälfte der Teilnehmer durch die Topiramat-Einnahme mehr als 50 Prozent weniger Anfälle hatte.

Dosierung:
25–100 mg pro Tag

Nebenwirkungen:
Missempfindungen, Appetitmangel, Gewichtsabnahme, Durchfall.

Mittel der zweiten Wahl
Die Mittel der zweiten Wahl kommen dann zum Einsatz, wenn die oben genannten Mittel keinen Erfolg zeigen oder medizinische Gründe von vornherein ihre Anwendung verbieten.

▶ **Valproinsäure**
Als recht effektiv hat sich das Antiepileptikum Valproinsäure (Ergenyl chrono) bei der Migräne erwiesen.

Dosierung:
150–500 mg pro Tag

Nebenwirkungen:
Das Medikament hat verschiedene Nebenwirkungen wie Müdigkeit, Schwindel, Fingerzittern, Gewichtszunahme, Haarausfall. Verschiedene Patientengruppen (zum Beispiel Schwangere, Patienten mit Lebererkrankungen) sollten dieses Medikament nicht einnehmen; dies muss vom Arzt abgeklärt werden.

▶ **Naproxen**
Naproxen ist ein Mittel aus der Reihe der nichtsteroidalen Antirheumatika (NSAR), zu der auch Aspirin oder Ibuprofen gehört. Es wird vor allem zur Kurzzeitprophylaxe bei Menstruationsmigräne gegeben. Dies erfolgt auf Anraten des Arztes; Dosierung und Nebenwirkungen werden daher an dieser Stelle nicht weiter besprochen.

▶ **Azetylsalizylsäure**
Wenn Aspirin akut gut vertragen wird, kann man es auch in der Prophylaxe einsetzen. Sinnvoll ist dies, wenn die Einnahme dieses Arzneimittels sowieso angebracht ist, zum Beispiel bei Venenentzündungen.

Dosierung:
300 mg pro Tag

Nebenwirkungen/Kontraindikationen:
Nicht einnehmen sollte man dieses Arzneimittel bei Magen- und Zwölffingerdarmgeschwür oder Magenschmerzen, bei der Einnahme eines blutgerinnungshemmenden Mittels (zum Beispiel Marcumar, Falithrom) und bei Asthma bronchiale.

▶ **Pizotifen**
Pizotifen ist ein Serotoninantagonist mit häufigen Nebenwirkungen (vor allem Gewichtszunahme).

▶ **Dihydroergotamin**
Dihydroergotamin (DHE) wurde früher häufig erfolgreich bei der Migräne eingesetzt. Besonders die Patienten mit niedrigem Blutdruck profitieren davon.

Dosierung:
2–6 mg pro Tag

Nebenwirkungen:
Dihydroergotamin kann manchmal die Migräne auch verschlechtern und einen arzneimittelbedingten Kopfschmerz auslösen. Die Anwendungszeit sollte deshalb begrenzt werden.

▶ **Cyclandelat**
Cyclandelat ist wie Flunarizin ein Kalzium-Antagonist. Er hat weniger Nebenwirkungen, ist aber auch weniger effektiv.

Wie kann man Anfälle verhüten?

KURZGEFASST

Medikamente zur medizinischen Prophylaxe

	Mittel der ersten Wahl		
Was hilft?	Betarezeptorenblocker zum Beispiel Propanolol zum Beispiel Metoprolol	Flunarizin	Topiramat zum Beispiel Topamax
Dosierung?	Propanolol: 40–240 mg/Tag Metoprolol: 50–200 mg/Tag	5–10 mg/Tag	200–500 mg/Tag
Mögliche Nebenwirkungen?	Blutdrucksenkung, Magenverstimmung, Müdigkeit Seltener: Schlafstörungen, Schwindel, langsamer Herzschlag, zu niedriger Blutzucker	Müdigkeit, Stimmungsveränderungen, Magen-Darm-Beschwerden, Zittern	Missempfindungen, Appetitmangel, Gewichtsabnahme, Durchfall
Besonders gefürchtet	Verkrampfungen der Atemwege, Impotenz	Gewichtszunahme	
Zu beachten	Ausschleichend absetzen		Dosis langsam erhöhen

Es gibt zahlreiche weitere Medikamente, die bei der Migräneprophylaxe wirksam oder wahrscheinlich wirksam sind (Lisurid, Amitriptylin, Gabapentin und anderes). Ihr Einsatz muss von dem behandelnden Arzt überdacht werden.

Ein zusätzliches Hilfsmittel: Verhaltenstherapie

Wir haben es schon mehrfach erwähnt: Die Psyche ist nicht die Ursache der Migräne ... sie kann die Häufigkeit der Migräne wesentlich modifizieren, das heißt die Anzahl, Häufigkeit und Intensität der Anfälle sowohl im Positiven wie im Negativen beeinflussen. Deshalb sind alle Techniken sinnvoll, die dem Migränepatienten dabei helfen,
- sich weniger aufzuregen und zu ärgern,
- Stress zu minimieren,
- die Zeit besser einzuteilen oder
- die eigenen Gefühle mehr zu berücksichtigen.

Letztendlich kann nur jeder selbst eine Veränderung seines Verhaltens herbeiführen. Einige Hinweise, Tipps und Techniken haben wir Ihnen im Kapitel »Der Weg über den Körper« (siehe Seite 87) bereits gegeben. Progressive Muskelentspannung, Stressverarbeitung und andere Techniken werden aber auch von verhaltenstherapeutisch ausgebildeten Ärzten und Psychologen durchgeführt.

Wer für sich im Hinblick auf eine Verhaltensänderung einen Handlungsbedarf sieht, aber mit den eigenen Möglichkeiten, sich »umzuerziehen«, nicht zufrieden ist, der sollte ruhig einmal die Hilfe eines Profis in Erwägung ziehen. In der Verhaltenstherapie versuchen Sie gemeinsam und mithilfe eines Arztes oder Therapeuten, positive Veränderungen zur Senkung migräneauslösender Situationen und zum Umgang mit Schmerzen zu erreichen. Und gemeinsam geht vieles (manchmal) besser ...

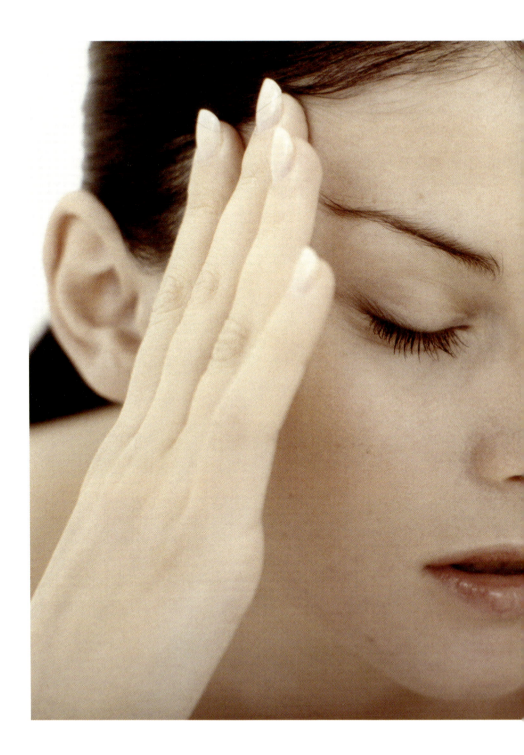

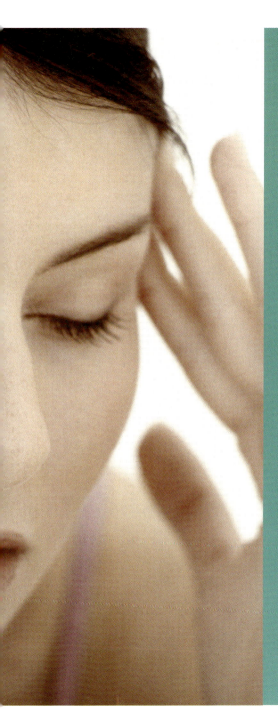

Was tun beim akuten Anfall?

Es wäre schön, wenn sich jeder Anfall vermeiden ließe – eine Garantie dafür kann nur leider niemand geben. Was es aber gibt, ist ein gut geschnürtes Paket von Maßnahmen, mit dem man dem akuten Anfall entgegentreten kann. Und auch hier arbeiten Selbstbehandlung, Komplementär- und Schulmedizin wieder Hand in Hand.

Was tun beim akuten Anfall?

Selbstbehandlungsmaßnahmen bei einem akuten Anfall

Eines sei auch diesem Kapitel vorausgeschickt: Vorbeugen ist immer besser als behandeln! Die nachfolgend beschriebenen Methoden helfen bei sehr schweren Anfällen oft weniger, vor allem bei Patienten, die Triptane eingenommen haben. Deshalb ist es besonders wichtig, durch prophylaktische Maßnahmen, wie sie im vorangegangenen Kapitel beschrieben worden sind, die Intensität der Migräneanfälle zu senken. So können die Vorschläge dieses Kapitels ihre volle Wirksamkeit entfalten.

Hier werden Ihnen einige bewährte Methoden zur Behandlung des akuten Migräneanfalls vorgestellt. Was speziell für Sie das Beste ist, kann man nicht vorhersagen. Deshalb sollten Sie möglichst viele Methoden antesten um zu sehen, was bei Ihnen am wirksamsten ist.

Viele Migränepatienten sind allerdings schon zu Beginn des Migräneanfalls körperlich und psychisch außerstande, noch irgendwelche Maßnahmen durchzuführen. Die medikamentöse Therapie, vor allem die Triptane helfen aber noch sehr gut. Sie sind dann das Mittel der Wahl.

Wie Sie vorgehen, hängt natürlich auch von der Ihnen zur Verfügung stehenden Zeit ab: Wenn Sie sich eigentlich schleunigst auf den Weg zur Arbeit machen müssen, können Sie wohl kaum noch ein ansteigendes Armbad durchführen. Dann bleiben meist nur die medikamentösen Maßnahmen. – Wenn aber keine Zeitnot besteht, dann können Sie verschiedene Methoden auf ihre Effektivität hin testen.

Einfache Maßnahmen

Als Standard für die Behandlung des akuten Anfalls gilt weiterhin:
- Legen Sie sich hin. Wählen Sie ein dunkles, ruhiges Zimmer.
- Legen Sie eine kühle Kompresse auf die Schmerzstelle.
- Versuchen Sie zu schlafen.

Klappt es mit dem Schlafen, dann ist der Anfall häufig verschwunden. Das trifft vor allem bei Kindern zu.

Selbstbehandlungsmaßnahmen bei einem akuten Anfall | Akuter Anfall

PRAXIS
Dem Anfall schnell und einfach begegnen

Spazierengehen	Spazieren gehen an der frischen Luft	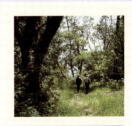
Wasser trinken	Manchmal ist ein Migräneanfall oder Kopfschmerz einfach das Zeichen des Körpers, dass er unter Wassermangel leidet. Trinken Sie daher ein oder zwei Gläser Wasser.	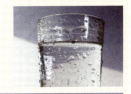
Kaffee oder Expresso	Trinken Sie einen Kaffee (noch besser: Espressos) mit dem Saft einer Zitrone ohne Milch und Zucker.	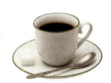
Druck auf die Schläfenarterie	Oft wird der Schmerz durch die schmerzhaft gedehnte Schläfenarterie ausgelöst; dann ist der Daumendruck auf die Schläfenarterie hilfreich, so dass sie nicht gedehnt werden kann. Natürlich lässt sich der Daumendruck nicht sehr lange aufrechterhalten. Dann ist es hilfreich, das Band einer Basketballmütze straff anzuziehen. – Noch effektiver ist das, wenn man einen Radiergummi über der Hauptschmerzstelle unter das Band schiebt.	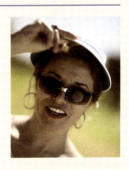
Nahrungsaufnahme (selten)	Einigen (wenigen) Patienten hilft es, wenn sie – entgegen den üblichen Vorstellungen – beim Migräneanfall etwas essen.	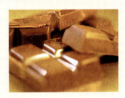

Was tun beim akuten Anfall?

Welche physikalischen Verfahren stehen Ihnen zur Verfügung?

Die folgenden Techniken können Sie alle problemlos selbst durchführen; geordnet sind sie nach der Verfügbarkeit. Denn zum Beispiel das PUTENS-Gerät passt nicht unbedingt in jede Handtasche.

Atmen in eine Tüte

Angst ist ein wichtiger Migräneauslöser. Bei Angst kommt es zu einer schnelleren Atmung und damit zu einem Absinken des Kohlendioxidspiegels im Blut – was zu einem Migräneanfall führen kann. Im Umkehrschluss kann eine Erhöhung des Kohlendioxids im Blut zu einer Beseitigung von Migräneanfällen führen. Überprüfen Sie die Wirksamkeit folgender Methode selbst:

- Ziehen Sie eine Tüte über Mund und Nase und atmen Sie ein und aus. Dadurch wird Kohlendioxid im Körper angereichert.
- Wenn der Sauerstoff verbraucht ist, wird es nach einiger Zeit unangenehm. Nehmen Sie die Tüte dann kurz ab, atmen Sie einige Züge normal und dann wieder in die Tüte.

Inzwischen hat auch die Schulmedizin die positive Wirkung von Kohlendioxid erkannt: Erste Kohlendioxidsprays sind bereits in der klinischen Erprobung.

Auflagen auf die Schmerzstelle

Den meisten Migränepatienten sind kühle Auflagen auf der Schmerzstelle, zum Beispiel auf der Schläfe, angenehm. Noch wirksamer ist häufig die Einreibung mit einem Eiswürfel. Zur Verhütung einer Erfrierung darf diese Einreibung aber nicht länger als 5 Minuten durchgeführt werden. Danach muss eine Pause von 15 Minuten erfolgen.

Nackenauflagen

Wärmebehandlungen des Nackens können während eines Anfalls zu einer Besserung des Befindens beitragen. In neuerer Zeit gibt es aber Hinweise dafür, dass auch eiskalte Auflagen, die direkt unter dem Hinterhauptsknochen aufgelegt werden, starke Kopfschmerzen schnell beseitigen können.

- Legen Sie ein Kühlkissen auf eine Nackenrolle und begeben Sie sich in die Liegelage. Legen Sie die Nackenpartie auf die Rolle.

Eine ähnliche Wirkung wie warme Auflagen, aber viel intensiver, hat eine Nackenkompresse mit Meerrettich.

- Reiben Sie dazu geschälte Meerrettichwurzel auf ein Leinentuch. Hierbei sollte eine Fläche von 8 × 12 Zentimeter etwa 1 Zentimeter dick bedeckt sein.

- Geben Sie 2–3 Esslöffel warmes Wasser dazu. Schlagen Sie das Leinentuch ein und legen Sie es auf den Nacken.
- Lassen Sie die Kompresse anfangs nur 2 Minuten liegen. Bei Verträglichkeit kann man bei den nächsten Malen die Einwirkdauer bis auf 10 Minuten steigern.
- Wischen Sie nach der Kompresse die Haut mit etwas Öl ab und ruhen Sie 20 Minuten nach.

WISSEN

Meerrettich – eine scharfe Sache!

Legen Sie die Meerrettich-Kompresse wegen der Verätzungsgefahr nie ins Gesicht. Zur weitergehenden Vermeidung einer Augenreizung sollten Sie die Augen geschlossen halten, denn durch die Wärme werden ätherische Dämpfe freigesetzt, die die Schmerzen bessern können.

PRAXIS

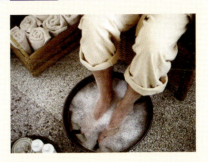

Senfmehlfußbad

Nicht ansteigend, aber dafür wohltemperiert und mit Zusatz ist dieses Teilbad: Auf 10 Liter Wasser nehmen Sie 30 Gramm Senfmehl aus zerriebenen Senfkörnern und baden darin die Füße 5–10 Minuten lang.

Voll- und Teilbäder

Bei manchen Patienten beginnt die Migräne mit Wärmegefühl im Kopf und kalten Füßen (und/oder Händen). Dann ist es oft hilfreich, ein ansteigendes Teilbad (= Bad mit allmählicher Temperaturerhöhung) durchzuführen. Je nachdem, ob die Hände oder Füße kalt sind, führt man ein ansteigendes Arm- oder Fußbad durch.

Sind Arme und Beine betroffen oder hat man keine Gelegenheit für ein Fußbad (das Armbad kann in jedem Waschbecken durchgeführt werden), kann man ein ansteigendes Vollbad durchführen.

- Dazu lassen Sie die Badewanne halbvoll mit lauwarmem Wasser (etwa 35 °C) laufen und legen sich hinein.
- Drehen Sie dann den Heißwasserhahn etwas auf, damit sich die Temperatur allmählich (innerhalb von 20 Minuten) von lauwarm (circa 35 °C) auf heiß (circa 40–41 °C) erhöht.

Die Erwärmung von Händen oder Füßen lässt sich aber auch durch eine

Was tun beim akuten Anfall?

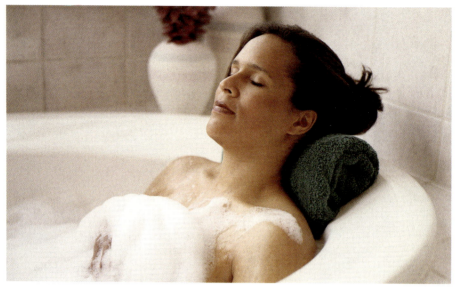

▲ Vollbad

Entspannungsmethode wie zum Beispiel das Autogene Training erreichen. Die abschließende Kühleübung (siehe Seite 102) vermindert dabei das Wärme- oder Hitzegefühl im Kopf.

▶ **Kaltes Arm- oder Fußtauchbad**
Auch das Gegenteil der eben empfohlenen Methode, kalte Arm- bzw. Fußtauchbäder können eine Erleichterung bringen: Denn durch eine Verengung der Blutgefäße der behandelten Hand tritt auch eine reflexartige Verengung der schmerzhaft gedehnten Kopfarterien ein.

Aber: Nicht erlaubt sind kalte Tauchbäder und Wassertreten bei Blasen-, Nieren- und Unterleibsentzündungen!
- Tauchen Sie die Arme 10 Sekunden in das kalte Wasser (circa 15 °C, Waschbecken) und erwärmen Sie sie anschließend durch Bewegung oder Abrubbeln.

Genau wie das Armtauchbad wirkt das kalte Fußbad.
- Füllen Sie dazu einen Eimer oder Bottich mit circa 15 °C kaltem Wasser und tauchen Sie die Füße 15–30 Sekunden lang ein. Im Anschluss trocknen Sie sie nicht ab, sondern ziehen dicke Socken an und machen einen Spaziergang.

PRAXIS

Altbewährtes neu entdeckt ...

Ähnliche Effekte wie das Tauchbad hat die beliebte Methode des Kneippschen Wassertretens. Das lässt sich heute leider nur noch selten auf der Wiese ausüben. Daher ...
- Füllen Sie die Badewanne zu drei Viertel mit kaltem Wasser (Rutschgefahr! Legen Sie eine Gummimatte in die Wanne).
- Laufen Sie dann wie ein Storch auf der Stelle und heben Sie bei jedem Schritt das Bein aus dem Wasser (30–60 Sekunden lang).
- Danach dicke Wollsocken anziehen und ein Stück laufen.

WICHTIG

Keine Sorge, Sie sind nicht zerbrechlich!

Bei der Streckung der Halswirbelsäule lässt sich so schnell nichts beschädigen. Zum einen halten Muskeln und Gelenke viel aus, zum anderen ist das Ziel ja eine sanfte Dehnung. Sollten Sie die Dehnung nicht vertragen, merken Sie das rechtzeitig am Schwindel – und hören einfach auf.

Streckung der Halswirbelsäule

Schon zu Beginn des vorigen Jahrhunderts erzielte der Schweizer Arzt Naegeli sehr gute Erfolge mit der Streckung der Halswirbelsäule. Das einzige, was Sie heute zur Durchführung der Methode brauchen, ist ein Partner, dem die Methode vertraut ist, der sich die Methode zutraut und dem Sie vertrauen.
- Der Partner legt die Unterarme auf die Schultern des Migränepatienten, die Daumen stützen sich am Hinterkopf ab, die restlichen Finger sind über das Gesicht gelegt. Je nach Verträglichkeit wird der Kopf gerade, etwas nach vorn oder nach hinten gehalten.
- Nun streckt der Partner durch sanften Druck die Halswirbelsäule in Pfeilrichtung. Der Migränepatient koordiniert das Maß der Streckung, je nachdem, was ihm angenehm ist. Halten Sie die Streckung einige Minuten aufrecht. – Tritt nach kurzer Zeit Schwindel auf, unterbrechen Sie und versuchen es nach einigen Minuten noch einmal.

Anwendung einer Entspannungstechnik

Besonders bei den Entspannungstechniken gilt: Das intensive und regelmäßige Üben ist die beste Vorbereitung für den Einsatz beim akuten Migräneanfall – es ist die Voraussetzung, damit sie dieses Werkzeug zuverlässig einsetzen können. Daher verweise ich an dieser Stelle noch einmal auf den Abschnitt ab Seite 98, in dem Autogenes Training und Progressive Muskelentspannung vorgestellt werden.

Was tun beim akuten Anfall?

PRAXIS

AT für Fortgeschrittene; Spezialgebiet: Migränebehandlung

Speziell beim Migräneanfall kann eine zusätzliche Übung zur Beseitigung von Migräneanfällen beitragen; Basis ist die Beherrschung der Grundstufe des Autogenen Trainings (siehe Seite 98).
- Führen Sie die sechs Standardübungen (Schwere-, Wärme-, Herz-, Atmungs-, Bauch-, Stirnübung) des AT durch.
- Stellen Sie sich vor, dass der Schmerz vom Kopf über den Hals, den Brustkorb, den Bauch zu dem Bein der schmerzhaften Seite bis zu der großen Zehe wandert.
- Stellen Sie sich nun vor, dass der Schmerz von der großen Zehe in einen Luftballon hineingeht, der über die große Zehe gezogen ist. Wenn der Schmerz im Ballon ist, wird der Ballon abgezogen und der Schmerz damit weggenommen.

Wenn dies bei einem Anfall keinen Erfolg bringt, achten Sie auf jeden Fall auf
- die Schwere
- die Erwärmung vor allem der Hand auf der Seite des Anfalls
- eine ruhige Atmung
- die Stirnkühle

Entspannungstechniken sind keine Wunderwaffe. Vor allem Patienten, die morgens mit einem voll ausgebildeten Anfall erwachen, kommen mit Entspannung nicht weiter. Aber das Erlernen der Entspannungstechniken lohnt sich; wenn sie bei Ihnen funktionieren, sind sie eine sehr gute Alternative zu Arzneimitteln: sie kosten nichts, haben keine negativen Nebenwirkungen und manchmal noch positive Zusatzeffekte. Man braucht nur Geduld und Konsequenz: Dass kann auch ein halbes oder ganzes Jahr sein, aber dann funktioniert es wirklich!

Elektrische Akupunktur (PUTENS)

Theorie und Praxis der PUTENS wurden bereits auf Seite 90 vorgestellt. Patienten berichteten mir, dass sie diese Methode neben der Prophylaxe auch zur Behandlung des akuten Anfalls angewendet haben. Dabei wurde vor allem der schnelle Einsatz mit Erfolg belohnt: Etwa 50 Prozent der Patienten konnten mit der PUTENS einen Anfall abwenden.

Im akuten Anfall akupunktiert man grundsätzlich wie bei der Vorbeugung (siehe Seite 90). Da der Kopf im Migräneanfall aber sehr schmerzhaft ist,

- lässt man die Kopfpunkte entweder aus oder
- behandelt nur die Punkte der Gegenseite.

Welche Medikamente stehen Ihnen zur Verfügung?

Für welches Präparat bzw. welche Heilmethode Sie sich entscheiden, wenn der akute Anfall vor der Tür steht (oder schon einen Schritt weitergegangen ist), hängt von dem Schweregrad des Anfalls ab. Leichte Anfälle und Anfälle, die im Entstehen begriffen sind, kann man mit den Maßnahmen behandeln, die zunächst beschrieben werden. Hierzu zählen die Behandlung mit Lidocain und die Anwendung von natürlichen Medikamenten.

Wenn mittelschwere bis sehr schwere Anfälle abzusehen sind, erfordert das eine stärkere medikamentöse Antwort (siehe Seite 190 ff.). Aber: Es gibt kaum Medikamente ohne Nebenwirkungen. Ziel ist es deshalb, möglichst mit einfachen natürlichen Methoden eine so gute Besserung zu erreichen, dass Medikamente nicht mehr nötig sind.

Das braucht aber seine Zeit. In der Zwischenzeit geht es vor allem bei Berufstätigen nicht ohne Medikamente. Glücklicherweise sind akute Nebenwirkungen relativ selten, und langfristig wollen Sie ja möglichst ohne Medikamente auskommen.

Lidocain

Es gibt Lidocain-Lösung, -Salbe und -Spray. Was Sie anwenden, hängt davon ab, was bei Ihnen am besten wirkt und für sie am bedienungsfreundlichsten ist. Den Lidocain-Spray (Markenname: Xylocain®-Spray) oder die Lidocain-Lösung (Markenname: Xylocain®-Lösung, 4%) können Sie sich von Ihrem Arzt auf einem Privatrezept verordnen lassen. Die 5-prozentige Lidocain-Salbe stellt Ihnen Ihr Apotheker her. Von ihr sind keine Nebenwirkungen bekannt.

▶ **Einbringen einer Lidocain-Lösung bzw. eines -Sprays in die Nase**
Lidocain ist ein Schmerzmittel, das eng verwandt mit dem Kokain ist. Glücklicherweise hat Lidocain als 4-prozentige Lösung ähnlich schmerzausschaltende Eigenschaften wie Kokain, ohne zugleich dessen negative Wirkungen aufzuweisen.

Was tun beim akuten Anfall?

> **HINTERGRUND**
>
> ### Kokain, Lidocain und das Ganglion sphenopalatinum
>
> Zum Beginn des vorigen Jahrhunderts hatte man sehr gute Ergebnisse bei der Behandlung der Migräne und anderer Erkrankungen, indem man einen mit Kokain getränkten Wattetupfer an das Ende des mittleren Nasengangs einbrachte. Dort befindet sich ein Nervenknoten, das Ganglion sphenopalatinum. Wird er betäubt, geht der Migräneanfall häufig weg.

Welche Anwendungsmöglichkeiten gibt es für Lidocain-Lösung, welche Vorteile haben sie?

Man kann Lidocain entweder in die Nase eintropfen oder mithilfe eines mit 4-prozentiger Lidocain-Lösung getränkten Wattestäbchens (zum Beispiel Ohrenreinigung) am Ganglion sphenopalatinum deponieren. – Die Nasentropfen lassen sich leichter anwenden, der Wattetupfer ist aber wirksamer, da er viel länger am Wirkungsort verbleiben kann. Letzteres ist nicht für jeden angenehm, aber durchaus tolerabel.

Nebenwirkungen: Möglich ist ein kurzzeitiges Nasen- und Augenbrennen und Taubheit des Rachenraums.

Wie wende ich das Lidocain-Wattestäbchen an?

Das Einbringen des mit Lidocain getränkten Wattestäbchens an den Wirkungsort (das heißt das Ganglion sphenopalatinum am Ende des mittleren Nasengangs) sollte zuerst zum Beispiel ein HNO-Arzt durchführen, bevor Sie es beim nächsten Mal unter ärztlicher Kontrolle einüben. Dann können Sie es getrost selbst anwenden.

Wie wende ich das Lidocain mithilfe einer Tropfpipette an?

Da kaum Nebenwirkungen durch Lidocain auftreten, ist die Selbstbehandlung mit diesem Medikament einen Versuch wert.

- Sie liegen auf dem Rücken, haben den Kopf 45° nach hinten gebeugt und 30° zur Schmerzseite gedreht.
- Dann tropfen Sie den Inhalt einer Tropfpipette der 4-prozentigen Lidocain-Lösung langsam in das Nasenloch der Schmerzseite ein.

Wem auch das Tropfen zu viel Schwierigkeiten bereitet, kann das Lidocain-Spray verwenden. Hier gibt man in jedes Nasenloch vier Spraystöße.

▶ Auftragen einer Lidocain-Salbe

Wenn Sie merken, dass ein Anfall kommt, tragen Sie die Salbe auf alle druckempfindlichen Stellen von Kopf, Gesicht, Hals, Nacken und Schulter auf. Auch das Ohr ist für die Migränebehandlung ein ansprechbarer Bereich, was bereits aus der Ohrakupunktur bekannt ist. Es hilft die Einreibung der Ohrmuschel von vorn und hinten, vor allem im unteren Ohrbereich inklusive Ohrläppchen. Zusätzlich sollten Sie die Salbe mit einem Wattetupfer in die Nase einbringen und auf die Nasenschleimhaut auftragen.

> **WISSEN**
>
> **Vertragen Sie Gerüche, wenn der Anfall kommt?**
>
> - Wer dann nicht empfindlich auf Gerüche reagiert, kann auch die Wirksamkeit eines Pfefferminzstiftes erproben, mit dem man die Schmerzstelle einreibt.
> - Auch das Auflegen eines Migränetuchs (Apotheke) kann Linderung bringen. Dabei kommt zu dem Kühleffekt noch die Duftwirkung. Auch hier muss die individuelle Verträglichkeit getestet werden.

Einnahme pharmazeutischer Medikamente

Bei einem mittelschweren Anfall können Sie, wenn Sie keine Abneigung gegenüber Arzneimitteln haben, medikamentös folgendermaßen vorgehen:

1. Bekämpfen Sie zunächst die Übelkeit.
2. Nehmen Sie dann ein Schmerzmittel.

Häufigkeit der Einnahme/Hinweise:
Die bisher genannten Medikamente können, wenn sie nicht oder wenig erfolgreich sind, bis zu dreimal am Tag genommen werden. Dabei ist aber zu beachten, dass im Monat nicht mehr als 7–10 Einzeldosen genommen werden sollten.

Tab. 5: So lässt sich ein akuter Anfall medikamentös behandeln

1a. Bekämpfung der Übelkeit über Tabletten oder Tropfen	
Metoclopramid (10–20 mg)	= 1–2 Tabletten oder 20–40 Tropfen oder
Domperidon (10–20 mg)	= 1–2 Tabletten
1b. Bekämpfung von Übelkeit und Schmerz mit Zäpfchen (bei Aversion gegen die Tabletteneinnahme)	
- Zuerst ein Vomex®-A-Zäpfchen (gegen die Übelkeit), …	
- … 15 Minuten danach ein Indometazin®-(100 mg)-Zäpfchen (gegen den Schmerz)	
2. Einnahme eines Schmerzmittels (nach etwa 20 Minuten)	
Aspirin® 1000 g	= am besten 2 Brausetabletten à 500 mg
Paracetamol 1000 mg	= 2 Tabletten à 500 mg
Ibuprofen 400–600 mg	= 1 Tablette à 400 oder 600 mg
Naproxen 500–1000 mg	= 1–2 Tabletten à 500 mg
Voltaren® K Migräne	= 1 Tablette à 50 mg

Was tun beim akuten Anfall?

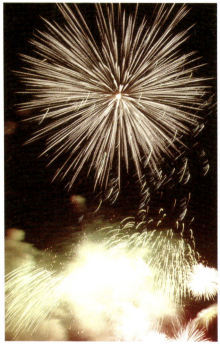

▲ Schnell handeln, damit das »Feuerwerk im Kopf« nicht losgeht

Der Anfall kommt? Dann so schnell wie möglich handeln!

Wenn man bei einem Feuerwerkskörper die Lunte anzündet und dann schnell etwas Wasser auf die Lunte schüttet, passiert nichts. Wartet man aber zu lange, dann geht die Rakete los, unabhängig, wie viel Wasser man noch darüber schüttet. So ist es auch beim Migräneanfall. Wartet man zu lange mit der Tabletteneinnahme, dann beginnt der Anfall und man kann nur noch eine Dämpfung der Schmerzen, aber keine völlige Beseitigung des Anfalls mehr erreichen.

Patienten, bei denen die ersten Anzeichen mit Sicherheit auf einen Anfall hindeuten, haben es gut. Sie können die oben genannten Maßnahmen so

> **WICHTIG**
>
> ### Die vier häufigsten Fehler bei der medikamentösen Anfallsbehandlung
>
> 1. Es wird zu lange mit der Einnahme gewartet.
> 2. Es wird kein Mittel gegen die Übelkeit eingenommen (dieses Mittel sollte auch eingenommen werden, wenn keine Übelkeit besteht, da es die Aufnahme des Schmerzmittels verbessert).
> 3. Es wird zu wenig eingenommen (zum Beispiel nur eine Tablette Aspirin®). Hier gilt: klotzen statt kleckern. Es ist besser am Anfang mehr zu nehmen und Erfolg zu haben, als mit über den Tag verteilten kleinen Dosen nichts zu erreichen.
> 4. Das genommene Medikament wirkt nicht schnell genug. Manchmal dauert die Auflösung einer Tablette im Magen zu lange, dann wirken Brausetabletten oder ein Granulat oft schneller und sind somit effektiver. Wer generell nur wenig Erfolg mit Medikamenten hat, sollte deshalb immer Brausetabletten oder Granulat nehmen.

Tabelle 6: Wichtige Nebenwirkungen und Einsatzverbote für Medikamente zur Behandlung eines Migräneanfalls

Substanz	Nebenwirkungen	Einsatzverbot
Metoclopramid, Domperidon	Extrapyramidal-dyskinetisches Syndrom, schränkt evtl. die Fahrtauglichkeit ein (Domperidon hat schwächer ausgeprägte Nebenwirkungen)	Schwangerschaft, Epilepsie, Kinder (unter 14 Jahren)
Acetylsalicylsäure (Aspirin®)	Gerinnungsstörungen, Magenbeschwerden, Tinnitus	Magen-Darm-Geschwür, Asthma, Tinnitus, Blutungsneigung, 1.–3., 6.–9. Schwangerschaftsmonat
Paracetamol	Leberstörungen	Leberschäden, Nierenversagen
Ibuprofen	Gerinnungsstörungen, Magenbeschwerden	Magen-Darm-Geschwür, Asthma, Blutungsneigung
Naproxen	Gerinnungsstörungen, Magenbeschwerden	Magen-Darm-Geschwür, Asthma, Blutungsneigung
Ergotamin	Übelkeit, Erbrechen, Kämpfe, Kältegefühl, Dauerkopfschmerz	Arterielle Durchblutungsstörungen in Beinen, Kopf und Herz
Triptane	Engegefühl im Brust- und Halsbereich, Taubheitsgefühl, Kältegefühl, Dauerkopfschmerz	Blutdruckerhöhung, Herzerkrankungen, Raynaudsche Erkrankung, Alter über 65 Jahre, Schwangerschaft, Stillzeit, Kinder

schnell wie möglich durchführen und damit oft noch den vollständigen Ausbruch des Anfalls verhindern.

Schlecht ist es für die Patienten, bei denen die ersten Anzeichen mal in einem Anfall münden, aber oft auch nach einem Spaziergang oder einem Kaffee wieder verschwinden, ohne, dass es zu einem Anfall gekommen ist. Diese Patienten warten natürlich länger, leider ist es dann aber manchmal zu spät ...

Welche Nebenwirkungen haben die pharmazeutischen Medikamente?
Viele Patienten möchten verständlicherweise gern wissen, welche kurz- und langfristigen Nebenwirkungen die Medikamente haben, die sie einnehmen (sollen).

In der Tabelle oben sind nur die wichtigsten Nebenwirkungen und Ausschlussgründe häufiger Migränemittel aufgeführt. Wenn Sie das Gefühl haben,

Was tun beim akuten Anfall?

dass Sie ein Medikament nicht vertragen, sollten Sie es generell absetzen und möglichst schnell mit Ihrem Arzt darüber sprechen. Ob es sich bei den Beschwerden, die bei Ihnen aufgetreten sind, um Nebenwirkungen handelt oder nicht, kann letztendlich nur er entscheiden.

Gefahren der medikamentösen Selbstbehandlung

Die meisten Migränepatienten nehmen Arzneimittel nur ungern. Doch wenn es ganz schlimm ist, man im Beruf die volle Leistung erbringen muss, der Arzt es empfiehlt, dann nimmt man doch mal etwas ein. Und bei seltener Anwendung sind solche Medikamente auch nicht gefährlich.

Schleichend in die Abhängigkeit

Auf die Dauer haben sie aber verschiedene negative Wirkungen. So führen sie dazu, dass Migräne oder Kopfschmerzen immer häufiger auftreten und nach einer Zeit ständig vorhanden sind,
- sie machen den Betroffenen abhängig (das liegt vor allem am Koffein) und
- sie haben Nebenwirkungen: Nierenschäden, Leberschäden, Blutbildveränderungen, Magenentzündungen und anderes.

Natürlich ist den meisten Migränepatienten klar, dass die ständige Einnahme nicht gut für den Körper ist. Deshalb versuchen sie alle einmal, von den Schmerzmitteln loszukommen. Doch dann kommt es zum Entzugskopfschmerz, der zu einem schlimmen Migräneanfall führen kann. Nach einem solchen Erlebnis, das leider meist nicht mit einem Arzt besprochen wird, glauben die meisten Betroffenen, dass sie ohne das Schmerzmittel nicht mehr leben können.

Wie kann es nun zu einer solchen Abhängigkeit kommen?

Die Kopfschmerzmittel setzen wie viele andere suchterzeugende Mittel (Alkohol, Nikotin, Bohnenkaffee und vieles andere) im Körper morphiumähnliche Stoffe frei, die uns von Schmerz befreien und angenehme Stimmung hervorrufen. Aber wenn die körpereigenen Morphine sinken, sinkt auch die Stim-

> **WISSEN**
> **Fatale Wechselwirkungen**
>
> Die Arzneimittelabhängigkeit hat noch einen weiteren großen Nachteil. Fast keine Behandlung hat Erfolg, solange das Schmerzmittel eingenommen wird. So hatte ich Migränepatienten, denen die Akupunktur oder andere Methoden überhaupt nicht halfen. Erst nach gezieltem Fragen ergab sich, dass die Betreffenden täglich zusätzlich Kopfschmerzmittel einnahmen.

mung, und häufig beginnen die Schmerzen wieder.

Also nimmt man wieder ein. Mit der Zeit hilft eine Tablette immer weniger: Also wird mehr eingenommen. So entwickelt sich dann die Abhängigkeit. Nach jahrelanger Einnahme führen die Schmerzmittel dann zu einem fast täglichen Kopfschmerz, der meist dumpf und drückend, morgens oft pulsierend ist und sich während des Tages kaum ändert. Ab und zu kann sich dann noch ein Migräneanfall auf diesen Dauerkopfschmerz aufsetzen.

Was kann man zur Prophylaxe eines solchen arzneimittelbedingten Kopfschmerzes tun?

Migräne umfassend behandeln, um die Schmerzen möglichst so zu reduzieren, dass Arzneimittel nicht mehr erforderlich sind (Hilft das nicht oder nicht gleich, ist zur Behandlung des akuten Migräneanfalls eine Arzneimitteleinnahme immer noch nötig).

WICHTIG

Diese Arzneimittel-Aufnahmemengen sollten Sie in einem Monat nicht überschreiten!

Acetylsalicylsäure	7000 mg
Dihydroergotamin	28 mg
Ergotamin	28 mg
Kodein	240 mg
Koffein	1350 mg
Naratriptan	60 mg
Sumatriptan als Spritze	90 mg
Sumatriptan als Tablette	1200 mg
Paracetamol	5000 mg
Propyphenazon	4100 mg
Zolmitriptan	60 mg

Faustformel zur Vermeidung einer Arzneimittelabhängigkeit:
Grob gerechnet sollten pro Monat auf keinen Fall überschritten werden:
- 10 bis maximal 18 Zäpfchen und
- 15 bis maximal 35 Tabletten

Was tun beim akuten Anfall?

- Schmerzmittel mit Mitteln gegen Übelkeit und Erbrechen kombinieren.
- Die Häufigkeit der Schmerzmitteleinnahme begrenzen: Nicht mehr als zehn Tage pro Monat Schmerzmittel einnehmen.
- Die Anzahl der zur Anfallsbehandlung verwendeten Medikamente begrenzen.
- Bei häufiger Schmerzmitteleinnahme einen mit der Migräne vertrauten Arzt aufsuchen, damit prophylaktisch oder/und therapeutisch die richtigen Schritte eingeleitet werden.

Komplementärmedizin: Therapie des akuten Anfalls

Einfache Verfahren der Anfallsbekämpfung helfen nicht? Dann tut es vielleicht der rasche Gang zum Komplementärmediziner.

Neuraltherapie

Bei der Neuraltherapie spritzt der Arzt ein Lokalanästhetikum, das heißt ein Mittel, das sowohl betäubende als auch heilende Wirkung hat. In der Neuraltherapie kommen fast nur Procain oder Lidocain zur Anwendung.

Die betäubende Wirkung klingt meist nach ein bis zwei Stunden wieder ab, die heilende Wirkung hat einen längerfristigen Effekt – manchmal, aber nicht immer, ist der Schmerz dauerhaft weg. Doch bei circa acht Millionen Migränepatienten in Deutschland wäre die Anzahl der Patienten, bei denen diese Therapie zum Erfolg führen kann, schon beträchtlich.

In welche Körperpartien wird injiziert?

Es gibt in der Neuraltherapie unterschiedliche Möglichkeiten, die Lokalanästhetika zur Schmerzbehandlung einzusetzen, und zwar folgende:

- Injektion an alle Schmerzpunkte, die der Patient angibt,
- Injektion in muskuläre Druckpunkte,
- Blockade des Ganglion cervicale superius durch Injektion,
- Injektion an ein Störfeld.

▶ **Injektion an alle Schmerzpunkte, die der Patient angibt**

Durch diese Art der Injektion lässt sich bei ungefähr der Hälfte aller Migräneanfälle der Schmerz beseitigen.

- Ein Teil der so behandelten Patienten fühlt sich dann wieder völlig gesund (»Ich kann endlich wieder richtig sehen«); sie können sofort wieder zu ihren normalen Tätigkeiten übergehen.
- Ein Teil der Patienten hat zwar keine Schmerzen mehr, sie fühlen sich dann aber noch so schlapp, dass für diesen Tag doch noch eine Krankschreibung erforderlich ist.
- In seltenen Fällen kommt der Schmerz nach einigen Stunden, am Abend oder am nächsten Tag wieder. Hier kann die erste Therapie (ganz

Was tun beim akuten Anfall?

gleich welcher Art, ob Injektionen oder Medikamente) noch einmal durchgeführt werden.

▶ **Injektion in muskuläre Druckpunkte**
Druckpunkte sind nicht immer spontan schmerzhaft, man muss nach ihnen suchen. Sie lösen meist einen Schmerz in einem entfernten Gebiet aus. Es ist zwar schwierig, diese Punkte zu finden, ihre Behandlung ist dafür aber sehr effektiv.
- Solche muskuläre Druckpunkte in einem vorderen Halsmuskel, dem Musculus sternocleidomastoideus, können Schmerzen in der Stirn oder der Schläfe auslösen. Durch Injektion lässt sich der Schmerz beseitigen.
- Bei Patienten mit Schmerzen auf dem Schädeldach kann man Procain direkt an die Schmerzstelle spritzen und damit auch etwas Besserung erreichen. Aber erst wenn man den muskulären Druckpunkt unter dem Hinterhaupt oder in den vorderen Halsmuskeln findet und unterspritzt, ist der Schmerz völlig weg.

▶ **Blockade des (Injektion an das) Ganglion cervicale superius**
Das Ganglion cervicale superius steuert die Durchblutung von Kopf und Gehirn. Die Injektion dieses Nervenknotens am Hals ist nicht einfach und erfordert eine gute Ausbildung, denn sie birgt auch einige potenzielle Gefahren in sich: Wenn in ein Gefäß gespritzt wird, das zum Gehirn führt, kann Bewusstlosigkeit und anderes die Folge sein. – Wenn die Voraussetzungen allerdings stimmen, führt diese Methode zu durchweg sehr positiven Ergebnissen.

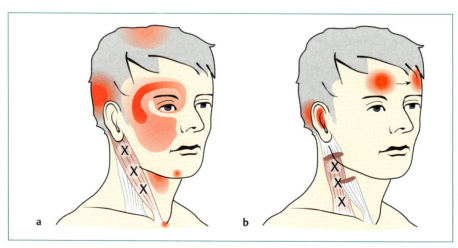

▲ Muskuläre Druckpunkte im vorderen Halsmuskel und zugehörige Schmerzbereiche

▶ **Injektion an ein Störfeld**
Ein Störfeld ist eine Stelle des Körpers, von der ungünstige Einflüsse vor allem auf die gleiche Seite des Körpers oder auf den ganzen Organismus ausgehen. Das Vorhandensein von Störfeldern ist in der Medizin sehr umstritten, aber nachweisbar.

Die Quelle des Übels suchen ...
Jeder Arzt hat Patienten, die darüber berichten, dass alle ihre Beschwerden nur einseitig sind. Die Nebennasenhöhle ist rechts häufig entzündet, die Galle wurde operiert und das rechte Knie tut oft weh usw. Hier besteht schon der Verdacht auf ein Störfeld.

Es ist wie bei zwei eng nebeneinander stehenden Hochhäusern. Wenn ein Brand in einem der Hochhäuser ausbricht, dann verteilt er sich erst einmal im gleichen Hochhaus. Später weiß man nicht genau, wo der Brand denn angefangen hat. Wie bei der Brandverhütung und -bekämpfung ist es auch im Körper wichtig zu wissen, wo die verantwortliche Stelle, das Störfeld liegt.

Was kann sich zum Störfeld entwickeln?
Oft ist das verantwortliche Störfeld eine Narbe. In manchen Narben bilden sich kleine Knötchen, die als Reizreaktion oder auch spontan das Hormon Noradrenalin abgeben. – Spritzt man nun ein Lokalanästhetikum an die Narbe, werden die Noradrenalinbildung und damit die Schmerzen und Folgeerscheinungen reduziert oder verschwinden für immer.

Störfelder fand der Begründer der Neuraltherapie bei 30 Prozent seiner Patienten (die allerdings bereits anderweitig austherapiert waren), Kritiker der Störfeldtherapie bei immerhin sieben Prozent ihrer Patienten. Aber wenn man mit der Störfeldtherapie nur diesen sieben Prozent helfen kann, dann wäre dies schon sehr schön.

Wann erfolgt die Störfeldtherapie?
Die Störfeldsuche während des Anfalls ist günstig, weil der Migräneanfall bei Injektion des verantwortlichen Störfeldes vergeht – sie ist aber nicht immer erfolgreich. Es kann also auch sein, dass der Patient eine Reihe nutzloser Injektionen erdulden muss. Das ist im Migräneanfall besonders ungünstig. Hier liegt die Entscheidung beim Patienten, ob er die Belastung der Injektionen auf sich nehmen kann und will.

Welche Wirkungen einer Injektion sind möglich?
Es gibt folgende Möglichkeiten des Ausgangs der Injektionen:

Was tun beim akuten Anfall?

Tabelle 7: Mögliche Wirkungen der Injektion

Rasche Schmerzfreiheit durch wenige Injektionen	Besserung durch mehrere Injektionen	Wenig Besserung oder der Schmerz wandert
In solchen Fällen ist die Injektion die Methode der Wahl. Bei diesen Patienten ist der Schmerz häufig an der gleichen Stelle und eng begrenzt.	Hier sollte der Patient entscheiden, was ihm lieber ist: ▪ mehrere Injektionen mit einem praktisch unschädlichen Mittel oder ▪ die intravenöse Injektion von Aspisol® (Aspirin für die Injektion), dem man dann gleich noch eine Injektion gegen die Übelkeit zugeben kann.	Hier ist die Neuraltherapie zur Behandlung des Migräneanfalls nicht angebracht.

Magnesiuminjektion

Schon 1931 berichtete ein amerikanischer Arzt, dass er durch die Injektion von Magnesiumsulfat Migräneanfälle beseitigen konnte, dass nach einigen Injektionen die Anfälle seltener oder schwächer wurden und manchmal auch längere Zeit ausblieben. Diese Erfahrung blieb kein Einzelfall. So erschienen in einer amerikanischen Kopfschmerzzeitschrift Berichte, nach denen Magnesiuminjektionen bei 75 Prozent der Migränepatienten eine Besserung oder ein Verschwinden des Migräneanfalls bewirkte. Zu beachten ist dabei:

▪ Bei Magnesium-Injektionen gibt es – im Gegensatz zu Tabletten oder Pulver – Nebenwirkungen, da der Normwert für Magnesium mit Injektionen rasch überschritten werden kann.
▪ Die Injektion muss sehr langsam erfolgen.
▪ Die Injektion führt oft zu einem erheblichen Wärmegefühl in Körper und Kopf.

Dann ist es sinnvoll, das Mittel beim nächsten Mal mit Kochsalzlösung zu verdünnen oder eine Infusion zu geben.

Streckung der Halswirbelsäule

Die Methode des Schweizer Arztes Naegeli kann vom Arzt natürlich noch effektiver als in der Selbstbehandlung eingesetzt werden. Je früher die Behandlung erfolgt, umso besser. Bei einem voll ausgebildeten Anfall ist der Betroffene dazu aber nicht mehr zu bewegen.

Streckung der Halswirbelsäule: So geht Ihr Arzt vor

Magendehnung	▪ Fingerspitzen in der Mittellinie in der Gegend über dem Nabel ansetzen und bei noch angenehmem Druck wiederholt nach außen ziehen (Dauer: circa 2 min.). Bei zum Beispiel menstrueller Migräne sind solche Handgriffe auch in Höhe des Bauchnabels sinnvoll.
Zungenbeingriff	▪ Mit den Daumen neben dem Kehlkopf nach oben fahren, bis das Zungenbein erreicht ist. Die übrigen Finger liegen auf beiden Seiten auf der Wange. Mit den Daumen dann das Zungenbein mit sanftem Druck nach oben drücken (Dauer: circa 60–90 sec.). Damit werden Übelkeit und Erbrechen sehr gut reduziert und oft auch beseitigt.
Halsstreckung	Der Patient sitzt auf einem Hocker oder einem Stuhl. Der Arzt steht hinter ihm und hebt den Kopf des Patienten mit beiden Händen an. ▪ Finger liegen an den Wangen und Schläfen bis zur Stirn. ▪ Daumenballen liegen unter dem Kieferwinkel (hier liegt das größte Gewicht). ▪ Daumen liegen am Knochen hinter dem Ohr (Processus mastoideus) auf. Die Ellenbeugen werden auf die Schultern des Patienten (oder auf der Stuhllehne) abgelegt. Der Patient soll den Kopf ganz locker halten. ▪ Der Arzt schiebt nun den Kopf nach oben (Dauer: circa 1,5–2 min. bei gleichbleibendem Druck). Dafür ist es wichtig, dass er eine Uhr im Blickfeld oder neben sich zu liegen hat, da man ohne Uhr meist zu kurz dehnt. Nach 2 Minuten senkt der Patient den Kopf, der Arzt nimmt die Hände weg.

Was tun beim akuten Anfall?

Kopfdrehung	Abschließend wird der Kopf nach der der Schmerzseite entgegengesetzten Seite gedreht. ▪ Die eine Hand hält das Kinn, die andere den Hinterkopf. Den Kopf nicht nur drehen, sondern auch etwas anheben (Dauer: circa 1 min.; es darf dem Patienten aber nicht unangenehm dabei sein).

Was ist von Arzt und Patient zu beachten?
- Dieser Eingriff ist nicht geeignet für ältere Menschen, Hochdruckpatienten oder Patienten mit anderen Herz-Kreislauf-Erkrankungen.
- Vor der Dehnung Ohrringe entfernen.
- Kein Druck auf Halsgefäße.
- Nie länger als 2 Minuten dehnen. Lieber den Vorgang nach 10 Minuten noch einmal wiederholen. Im Druck nicht nachlassen.
- Den Druck bei der Einatmung halten, nach der Ausatmung (bei der die Halswirbelsäule ja entspannter ist) aber noch etwas steigern.

Was bewirkt die Streckung der Halswirbelsäule?
Der Handgriff führt dazu, dass die Venen besser entleert werden können. – Bei zu langer Dehnung kommt es zu Schwindel. Dies spricht dafür, dass es zu einem verstärkten Blutabfluss kommt. Da jegliche Methode, die Blut aus dem Kopf ableitet, im Migräneanfall hilft, wäre dies eine Erklärung für die Wirkung der Kopfdehnung. Leider kann der Kopfschmerz aber, wie es auch bei Medikamenten der Fall ist, wieder auftreten. Um das zu verhindern, kann die Behandlung nach 10 Minuten noch einmal durchgeführt werden.

Akupunktur

Die Akupunktur wird vor allem zur Prophylaxe der Migräneanfälle eingesetzt. Allerdings gelingt es auch manchmal, einen Anfall mit den sonst üblichen Punkten zumindest zu bessern oder – selten – auch zu beseitigen.

Eine weitere Möglichkeit, den Migräneanfall mit Akupunktur zu behandeln, ist eine besondere Akupunkturtechnik der Punkte B 67 (äußere Rundung des Nagelfalzes der kleinen Zehe, beidseits). Der Arzt sticht die Nadeln nicht wie sonst ein, sondern er dreht die beiden Nadeln am Punkt B 67.

Wirkt die Behandlung, wird nach einigem Drehen der Fuß warm, und man lässt die Wärme weiter über den Fuß, den Unterschenkel, den Oberschenkel, den Bauch bis zum Kopf aufsteigen. Wenn sie dort angekommen ist, ist der Schmerz meist weg.

Das Drehen der Nadeln ist allerdings für den Arzt sehr belastend und langwierig und für den Patienten sehr schmerzhaft. Doch manchmal kann man damit den Anfall in 15 Minuten beseitigen.

Was tun beim akuten Anfall?

Das leistet die Schulmedizin

Da bereits zahlreiche Bücher die schulmedizinische Therapie sehr gut und ausführlich darstellen, wird sie hier nur kurz vorgestellt. Vorangestellt sein soll das Behandlungsziel, das im Prinzip jegliche Form der Migränebehandlung bestimmt.

> **MERKE**
>
> Das Ziel jeder guten Anfallsbehandlung sollte sein, die Häufigkeit und Intensität der Migräneanfälle so zu reduzieren, dass eine Arzneimitteleinnahme (immer) seltener nötig wird.

Wie bereits erwähnt, bewegen wir uns bei den Therapiemaßnahmen auf einer Skala voran, die vom Schweregrad des Anfalls bestimmt wird: leicht, mittelschwer und ganz schwer. Leichte Anfälle können Sie mit einfachen Maßnahmen bekämpfen (siehe Seite 168 ff.), mittelschwere mit medikamentösen Selbstbehandlungsmaßnahmen (siehe Seite 177).

Schritt 1: Ergotamin

Haben die dort genannten Arzneimittel nicht geholfen, kann beim nächsten Anfall gleicher Stärke Ergotamin zum Einsatz gebracht werden, nämlich das Präparat
- ErgoKranit® (1 Tablette)

Dieses Mittel wird wegen seiner Nebenwirkungen (Übelkeit, Erbrechen, Kopfschmerzen) und der Tendenz zu arzneimittelbedingtem Kopfschmerz von vielen Migräneexperten inzwischen abgelehnt.

Wer als Migränepatient oder -patientin aber nur einmal im Monat einen Anfall hat (zum Beispiel Menstruationsmigräne) und dabei mit einer ErgoKranit-Tablette auskommt, ist dagegen nichts zu sagen. Unabhängig davon gilt für sie und alle anderen die generelle Regel: Pro Monat nicht mehr als 7–10 Einzeldosen (Gesamtmedikation ErgoKranit®)

Hilft auch das nichts, dann kann ein Triptan, ein Präparat der derzeit effektivsten Medikamentengruppe eingesetzt werden.

Das leistet die Schulmedizin | Akuter Anfall

Schritt 2: Triptane als Tablette, Spray oder Zäpfchen

Die Triptane sind ein wesentlicher Fortschritt in der Behandlung von Migräneanfällen: Vielen Patienten gelingt es damit relativ schnell, den Migräneanfall zu beenden. Daher plädiert man heute bei schweren Migräneanfällen gleich für den Einsatz von Triptanen, während man früher zunächst die oben genannten Maßnahmen durchführte und erst bei Erfolglosigkeit auf Triptane überging. – Doch trotz guter Wirksamkeit bleibt manch einer bei seinen alten Medikamenten …

Denn: Es besteht natürlich, wie bei anderen Migränemitteln auch, die Gefahr der Gewöhnung bzw. Abhängigkeit. Es sollten daher auch hier nicht mehr als 7–10 Triptandosen pro Monat eingenommen werden.

Bei allen Einschränkungen muss man dennoch die für viele Migränepatienten segensreiche Wirkung der Triptane einfach anerkennen. – Die Effektivität der Triptane ist in weiten Grenzen relativ ähnlich. Die Tabelle auf folgender Seite gibt die Dosierungen und Besonderheiten verschiedener Triptan-Präparate wieder.

Bei der Behandlung mit Triptanen ist weiterhin zu berücksichtigen:
- Die Triptane kann man nur über ein Rezept des Arztes erhalten … und

> **WISSEN**
>
> **Die drei häufigsten Gründe der Migränepatienten, um bei den alten Medikamenten zu bleiben**
>
> 1. Bei einigen Patienten verlieren die Triptane ihre Wirksamkeit.
> 2. Andere sind zwar schmerzfrei, aber körperlich einfach »down« und müssen den Tag im Bett verbringen.
> 3. Manche haben einfach Angst vor den stark wirksamen Medikamenten und von der Abhängigkeit und glauben, dass normale Schmerzmittel weniger gefährlich sind. Das stimmt zwar nicht, aber was sich einmal festgesetzt hat …

Triptane sind sehr teuer! Ausnahme: Seit dem 1.6.2006 ist das Triptan Naratriptan unter dem Namen Formigran in der Apotheke auch ohne Rezept erhältlich. Zwei Tabletten kosten 9,72 Euro.
- Dr. Schmiedel schreibt über eine Nebenwirkung: »Triptane beenden nicht nur Migräne, sie begünstigen sie auch. Wissenschaftler haben festgestellt, dass die Wahrscheinlichkeit für einen neuen Migräneanfall an den Tagen nach der Einnahme deutlich erhöht ist.«
- Verschiedene Krankheiten (siehe Seite 179) verbieten die Einnahme von Triptanen.

Was tun beim akuten Anfall?

Tabelle 8: Dosierungen und Besonderheiten verschiedener Triptan-Präparate

Triptan	Dosis	Besonderheiten
Sumatriptan (Imigran®)	50 bzw. 100 mg Tabletten 10 bzw. 20 mg Spray 25 mg Zäpfchen 6 mg Injektion (Imigran Injekt)	Am längsten auf dem Markt, bewährt, verschiedene Darreichungsformen
Naratriptan (Naramig®)	2,5 mg Tabletten	Weniger wirksam, aber auch weniger Nebenwirkungen als Sumatriptan
Zolmitriptan (Ascotop®)	2,5 bzw. 5 mg Tabletten 5 mg Spray	Sehr häufig verwendetes Triptan, gut bei Erbrechen und Durchfall
Rizatriptan (Maxalt®)	5 bzw. 10 mg Tabletten	Etwas schneller und besser wirksam als Sumatriptan
Eletriptan (Relpax®)	20 bzw. 40 mg Tabletten	Schneller und besser wirksam als Sumatriptan
Almotriptan (Almogran®)	12,5 mg Tabletten	
Frovatriptan (Allegro®)	2,5 mg Tabletten	Besonders langwirkend, deshalb bei langdauernden Anfällen einsetzbar

- 24 Stunden vor und nach einer Triptangabe darf kein Ergotamin (zum Beispiel ErgoKranit®) verwendet werden.

Recurrence häufiger als sonst wahrscheinlich

Bei jedem Medikament kann es vorkommen, dass nach einer wesentlichen Verbesserung oder einem Verschwinden des Migräneschmerzes zwei bis 24 Stunden später die Migräne erneut auftritt. Diese Erscheinung wird als Recurrence bezeichnet. Sie kommt bei den Triptanen häufiger als bei Ergotamin oder den Schmerzmitteln vor. Die Ursache dafür ist noch unbekannt. – Wenn das Medikament bei den ersten Schmerzen geholfen hat, kann man beim Wiederauftreten eine zweite Dosis einnehmen. Hat das betreffende Medikament kaum geholfen, ist es wenig sinnvoll, beim Wiederauftreten das gleiche Medikament noch einmal zu nehmen.

Gibt es Alternativen zu den Triptanen?

Nach einigen Untersuchungen gibt es neuere Schmerzmittel, die an die Effektivität der Triptane heranreichen. So konnte in einer Untersuchung gezeigt werden, dass ein spezielles Aspirin

(Lysinazetylsalizylat = Delgesic) und 10 mg Metoclopramid bei 421 Migränepatienten
- bei der Schmerzbehandlung genauso wirksam wie das Triptan Sumatriptan war und
- bei der Therapie der Übelkeit sogar noch besser wirkte.

Ähnliche Ergebnisse werden von dem neuen Voltaren®-K-Migräne berichtet, was ebenso wirksam wie Sumatriptan sein soll.

Schritt 3: Das Triptan Imigran als (Eigen-)Injektion

Wenn all diese Methoden nicht helfen, kann der Patient lernen, sich selbst eine Spritze (Imigran) zu geben: Denn ein injiziertes Medikament kann schneller wirken und die Anfallsspitze dann eventuell doch noch abfangen. Während Tabletten 30–90 Minuten brauchen, um die Migräne zu bessern oder zu beseitigen, tritt die Verbesserung nach der Injektion oft schon nach 15–30 Minuten auf.

Für die Injektion steht derzeit Imigran®-Injekt zur Verfügung. Diese Injektionen erfolgen nur einige Millimeter tief in die Haut des Oberschenkels oder des Bauches.

Man kann selbst spritzen oder einen Angehörigen bitten, dies zu übernehmen. In beiden Fällen sollte aber die erste Injektion probeweise in Anwesenheit eines Arztes erfolgen, um die Effektivität der Medikation auszutesten und Nebenwirkungen auszuschließen. Mögliche Nebenwirkungen: siehe Seite 179.

Schritt 4: Intravenöse Injektionen durch den Arzt

Besteht trotz aller Versuche immer noch ein starker Schmerz, kann der Arzt in der Praxis oder beim Hausbesuch
- Acetylsalicylsäure als Aspisol und
- bei Übelkeit zusätzlich eine Ampulle Metoclopramid

in die Vene spritzen. Damit gelingt es häufig noch, den Schmerz und die Übelkeit wesentlich zu bessern. Wenn der Patient noch kein Ergotamin genommen hat, können auch 6 mg Imigran unter die Haut gespritzt werden.

Was tun beim akuten Anfall?

Gibt es Alternativen zu dieser Medikation?
Der Einsatz von Morphium und morphiumähnlichen Stoffen beim Migräneanfall wird meist abgelehnt, obwohl manche Ärzte damit gute Erfolge angeben. Die ablehnende Haltung begründet sich dadurch, dass die Effektivität dieser Medikamente geringer als die des Aspisols® sein soll.

Medikamentengruppen zur Akutbehandlung der Migräne

Wann welche Medikamente beim akuten Anfall in welcher Dosierung eingesetzt werden, wissen Sie. Näheres und Grundsätzliches zu diesen Medikamenten nun im Folgenden.

Ergotamin
Lange Zeit war Ergotamin das Medikament, das vielen Migränepatienten besser als normale Schmerzmittel geholfen hat. Bei lang anhaltenden Schmerzen oder guter Wirkung bzw. guter Verträglichkeit können Sie es auch weiter verwenden. Es kann allerdings bei längerem Gebrauch zu einer Häufung und Verstärkung der Migräneanfälle führen.

Wie wirkt Ergotamin?
Ergotamin wirkt vor allem über eine Verengung der Arterien. Deshalb sollte es nicht bei Krankheiten genommen werden, bei denen eine solche Verengung schädliche Konsequenzen haben kann, zum Beispiel bei Durchblutungsstörungen der Beine, des Herzens oder des Gehirns. Auch bei Kribbeln, Kältegefühl, Taubheit oder Hochdruck ist die Anwendung zu unterbrechen und mit dem Arzt zu besprechen.

Nebenwirkungen:
Vor allem Übelkeit, Erbrechen und Kopfschmerzen. Der Betroffene weiß oft nicht, ob Übelkeit und/oder Schmerz noch durch die Migräne verursacht sind oder es sich um die Nebenwirkung des Ergotamins handelt.

Kontraindikationen:
Zum Beispiel bei Durchblutungsstörungen der Beine, des Herzens oder des Gehirns.

Triptane
Die Triptane sind das Beste, was in den letzten Jahrzehnten für Migränepatienten auf den Markt gekommen ist. Sie können bei 20–30 Prozent aller Migränepatienten den Migräneanfall nach zwei Stunden völlig beseitigen und bei weiteren 60 Prozent zu einer wesentlichen Besserung führen.

Das leistet die Schulmedizin | Akuter Anfall

Haben die Triptane auch Nachteile?
Ja.
- Der Anfall kann nach Einnahme vergehen und nach einigen Stunden wieder zurückkommen (Recurrence).
- Die Häufigkeit der Migräneanfälle wird nicht vermindert. Im Gegenteil, nach einiger Zeit kann sich der Körper an das Mittel gewöhnen, und die Anfälle können vermehrt auftreten.
- Dadurch besteht die Gefahr einer zu häufigen Einnahme. Deshalb sollten pro Monat nicht mehr als 7 Triptan-Anwendungen erfolgen.

Nebenwirkungen:
Gering, von kurzer Dauer

Kontraindikationen:
Blutdruckwerte über 150/90 mmHg, Erkrankungen des Herzens

Antiemetika
Die Antiemetika, die Mittel gegen Übelkeit und Erbrechen (in Deutschland: Metoclopramid, Domperidon) haben einen mehrfachen Nutzen: Sie vermindern und beseitigen oft die Übelkeit und/oder das Erbrechen. Darüber hinaus soll das Antiemetikum den Migräneschmerz auch zusätzlich etwas dämpfen.

Wie wirken Antiemetika?
Während des Migräneanfalls ist der Magen ganz erschlafft. Deshalb werden eingenommene Medikamente häufig schlecht aufgenommen, und der Migränepatient hat den Eindruck, dass das Mittel nicht hilft. – Das Antiemetikum sorgt dafür, dass der Magen sich wieder normal bewegt, dass das Medikament besser aufgenommen wird und an seinen Einsatzort gelangt. – Wenn Me-

HINTERGRUND

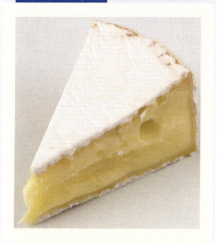

Ist Käse für Sie ein Migräneauslöser?
Dann sollten Sie auf jeden Fall Domperidon zum Einsatz bringen. – Wenn die Migräne durch bestimmte Nahrungsmittel (Käse und anderes) hervorgerufen wird, spielt dabei die Aufnahme von Histamin eine Rolle. Auch Metoclopramid kann den Histaminspiegel im Körper erhöhen und wirkt daher in diesem Fall u. U. sogar migräneförderend.

Was tun beim akuten Anfall?

toclopramid nicht gegen die Übelkeit hilft, kann man Domperidon versuchen.

Wie werden Antiemetika dosiert?
Antiemetika gibt es als Tropfen, Tabletten oder Zäpfchen. Sobald der Migränepatient das Gefühl hat, dass der Migräneanfall beginnt, sollte er zunächst das Antiemetikum, 15 Minuten später dann das Schmerzmittel einnehmen.

Nebenwirkungen:
Die Antiemetika können schläfrig machen. Deshalb sollten Sie nach ihrer Einnahme kein Auto fahren oder eine anderweitig verantwortungsvolle Tätigkeit ausüben. Andere Nebenwirkungen sind mit dem Arzt zu besprechen.

Einfache Schmerzmittel, v. a. nichtsteroidale Antirheumatika (NSAR)

Diese Medikamente hemmen die Bildung bestimmter schmerzauslösender Stoffe (Prostaglandine). Werden diese Schmerzmittel rechtzeitig nach dem Antiemetikum genommen, können sie den Migräneanfall oft abblocken oder zumindest erträglich halten.

Welche NSAR stehen zur Verfügung?
Dazu gehören unter anderem Aspirin = Acetylsalicylsäure, Ibuprofen, aber auch Diclofenac, Piroxicam, Naproxen, Indometazin. Mit Voltaren-K-Migräne, Delgesic und Deltaran stehen neuerdings weitere hochwirksame Mittel aus dieser Arzneimittelgruppe zur Verfügung. – Mit zu den einfachen Schmerzmitteln werden Paracetamol und Metimazol gerechnet, obwohl ihre Wirkung auf anderen Mechanismen beruht.

Mono- bzw. Kombinationspräparate und Arzneimittelabhängigkeit
Viele Jahre lang wurde vor der Einnahme von Präparaten gewarnt, die neben der Acetylsalicylsäure auch noch Paracetamol und Koffein enthielten, da es Hinweise dafür gab, dass diese und andere Kombinationspräparate häufiger zu einer Abhängigkeit (vor allem wegen des Koffeins) führen. In der Zwischenzeit konnte allerdings nachgewiesen werden, dass Kombinationspräparate auch besser als die Einzelkomponenten wirken.

Fazit: Man sollte die Behandlung erst einmal mit Monopräparaten beginnen. Helfen diese nicht, kann man auch Kombinationspräparate versuchen. Dabei ist aber darauf zu achten, dass die vorgeschriebene Dosierung auf keinen Fall überschritten wird.

Nebenwirkungen:
All diese Mittel können bei empfindlichen Menschen Schmerzen im Magen-Darm-Trakt und in seltenen Fällen auch Blutungen auslösen. Weitere Neben-

wirkungen können Übelkeit, Erbrechen, Sodbrennen oder Allergien sein.

Kontraindikationen:
Bei Magengeschwüren, Blutungsneigung und in der Schwangerschaft sollte man auf diese Mittel verzichten. In letzter Zeit mehren sich die Hinweise, dass die NSAR den Blutdruck erhöhen können und deshalb bei Bluthochdruck und Herzkrankheiten nicht eingesetzt werden sollten.

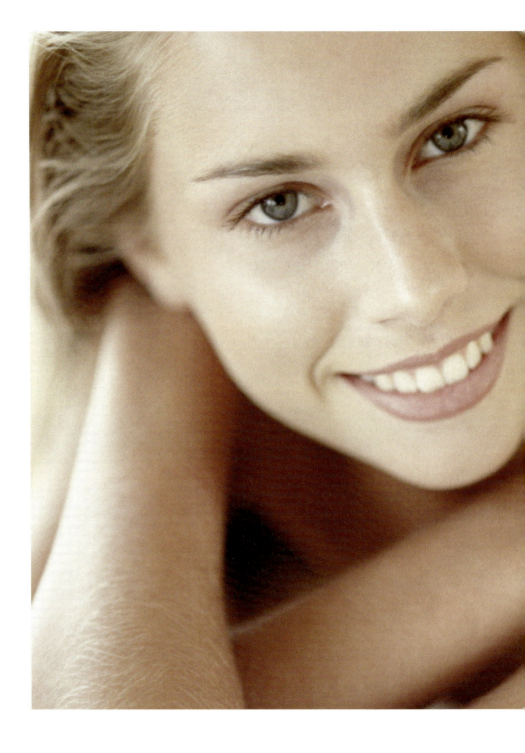

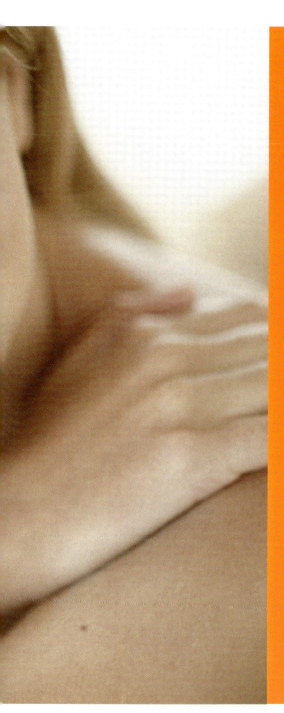

Spezielle Formen der Migräne und ihre ganzheitliche Behandlung

»Meine Migräne ist ganz charakteristisch!« – Wenn Sie das sagen können, haben Sie manch anderem Migränepatienten schon etwas voraus. Das folgende Kapitel gibt einen Überblick über spezielle Migräneformen und ihre erfolgversprechenden Behandlungen.

Spezielle Formen der Migräne und ihre ganzheitliche Behandlung

Hormonell bedingte Migräneformen

Der körperliche Zustand, die hormonelle und die Seelenlage und nicht zuletzt die ganz »banale« Struktur des Alltags haben Auswirkungen auf das Ob und Wie der Migräne. Haben Sie diesbezüglich ganz bestimmte Vermutungen? Dann erhalten Sie im Folgenden Hinweise darauf, ob Sie richtig liegen.

Körperliche und seelische Veränderungen gehen mit einer Umstellung im hormonellen Steuerungssystem des Körpers einher. Und so sind Entwicklungsphasen immer auch ein Risikopotenzial für Migräne ...

Teenagermigräne

Im Teenageralter tritt die Migräne häufiger als im Kindesalter auf. In einer Untersuchung wurden 64 Migränepatienten im Teenageralter bis zum Eintritt ins junge Erwachsenenalter beobachtet. Dabei zeigte sich, dass sich bei den nun jungen Erwachsenen mit Migräne ohne Aura der Kopfschmerzcharakter ändert und bei 19 Prozent aller Patienten die Migräne verschwand. Das ist ein gutes Ergebnis für die von Teenagermigräne betroffenen jungen Menschen, denn im Vergleich verlieren nur etwa 10 Prozent der Erwachsenen nach fünf Jahren ihre Neigung zu Migräneanfällen.

Behandlungsmöglichkeiten
- *Selbstbehandlung/Akupunktur/ Medikamentöse Therapie*

Die Behandlung des akuten Anfalls und die Prophylaxe sollten anfangs möglichst ohne chemische Medikamente erfolgen. Zusätzlich bringt eine Akupunktur beim Arzt oft lang anhaltende Besserung. Hilft dies nicht, muss die medikamentöse Therapie zum Einsatz kommen.

Migräne durch die Pille

Die Pille zur Verhütung einer Schwangerschaft hat bei vielen Patientinnen keinen Einfluss auf die Migräne. In manchen Fällen kann sie auch Migräneanfälle vermindern oder – selten – sogar verhüten. Es gibt allerdings auch eine Reihe von Patientinnen, bei denen sich die Migräne durch die Pille verschlimmert oder sogar erstmals ausgelöst wird.

Behandlungsmöglichkeiten
- *Verhütungsmethode wechseln/Pille wechseln/»weiche« Östrogene*

Durch den Wechsel des Präparats oder durch eine andere Verhütungsmethode lässt sich eventuell eine Besserung erreichen. Tritt die Migräne in der Pillenpause auf, so können Sie nach Absprache mit Ihrem Frauenarzt die Pille durchgehend einnehmen oder in der Pillenpause weiche Östrogene (Östriol) einsetzen.

- *Vorbeugung/Behebung eventueller Mangelsituationen*

Nach langer Pilleneinnahme kann es zu einem Mangel der Vitamine B_2, B_6, B_{12}, C und Folsäure kommen. Außerdem hat Östradiol, ein wesentlicher hormoneller Bestandteil der Pille, einen negativen Einfluss auf die Aminosäure Tryptophan, den Vorläufer des wichtigen Serotonins (siehe Seite 22). All diese Veränderungen können sich auch ungünstig auf die Migräne auswirken. Es ist deshalb zu erwägen, bei der Einnahme der Pille diese Stoffe vorbeugend zu ergänzen.

Migräne in der Schwangerschaft

Vor allem ab dem dritten Schwangerschaftsmonat erhöht sich der Hormonspiegel und damit auch die Menge der körpereigenen Morphine = Endorphine. Diese schmerzreduzierenden Hormone sind auch nötig, denn sonst würde die Schwangere ständig unter dem Druck des Kindes leiden.

Schwangerschaftshormone sind günstig bei Migräne!
Der nun gleich hoch bleibende Endorphinspiegel erklärt, warum etwa 60–80 Prozent der Migränepatientinnen während der Schwangerschaft erhebliche Besserungen verspüren oder oft gar keine Anfälle mehr haben. – Am meisten profitieren Patientinnen von der Schwangerschaft, die ihre Migräne nur im Zusammenhang mit der Regel be-

Spezielle Formen der Migräne und ihre ganzheitliche Behandlung

kommen. Die Verbesserung tritt vor allem ab dem vierten Schwangerschaftsmonat ein. Aber auch bei Migräne und Schwangerschaft gilt: Keine Regel ohne Ausnahme, denn bei 20 Prozent aller Schwangeren bleiben die Migräneanfälle gleich und bei 10 Prozent werden sie noch stärker.

Und nach der Entbindung ...?
Nach der Entbindung sinkt der Spiegel der Geschlechtshormone wieder und damit auch die Endorphinkonzentration. Daher kehren nach der Entbindung die Migräneanfälle oft zurück, treten dann manchmal sogar zum ersten Mal auf. – Nach der Geburt sind die Kopfschmerzen relativ mild. Die richtigen Anfälle beginnen oft nach etwa drei Monaten, vor allem, wenn wieder die Regel auftritt. Das Stillen verhindert das Wiederauftreten der Migräne leider meist nicht.

Behandlungsmöglichkeiten
- *Bettruhe/Entspannung/Lidocain/ Magnesium/Natriumpangamat/Paracetamol-Zäpfchen/vorbeugend: Akupunktur*

Was kann man bei einer Migräne während der Schwangerschaft tun? Um Kind und Mutter so wenig wie möglich

Maßnahmenhierarchie in der Schwangerschaft

Einfache Maßnahmen	Medikamentöse Selbstbehandlung I	Medikamentöse Selbstbehandlung II

Zunächst versucht man Folgendes ...
• im abgedunkelten Zimmer ruhen, möglichst dabei schlafen,
• kalte Umschläge oder einen Eisbeutel im Nacken,
• Selbstmassage oder ein Spaziergang,
• Autogenes Training oder eine andere Entspannungsmethode.
	Helfen einfache Maßnahmen nicht oder nicht ausschließlich, können Sie sie ergänzen durch ...
	• das Auftragen einer Pfefferminz- oder einer Lidocainsalbe,
	• das Einbringen einer Lidocainlösung in die Nase (Spray),
	• die Einnahme von
	  – 300–600 mg Magnesium (z. B. Magnesium Verla 300) oder
	  – 6 Dragees Natriumpangamat (OYO®).
	Diese Medikamente haben praktisch keine Nebenwirkungen für die Mutter und keine Auswirkungen auf das Kind.
		Wenn auch das nicht hilft, bringen Sie ...
		• Paracetamol-Zäpfchen (1000 mg) zum Einsatz.

zu schaden, sollten natürlich möglichst wenig Medikamente eingesetzt werden. Auf der anderen Seite gilt es auch zu verhindern, dass die werdende Mutter starke Schmerzen hat. Man wird deshalb empfehlen:

Sehr selten muss eine Migräneprophylaxe durchgeführt werden. Hier ist die Akupunktur sehr erfolgreich. Medikamentös sind derzeit nur die Betablocker erlaubt.

Migräne in und nach den Wechseljahren

Gemäß Studienergebnissen besserte sich die Migräne nach den Wechseljahren bei 67 Prozent der Migränepatientinnen, bei 24 Prozent blieb sie unverändert und bei neun Prozent wurde sie schlechter. Diese guten Perspektiven des Älterwerdens kann ich nur bestätigen: Wenn Patientinnen bei uns die Migräne für immer verloren haben, dann waren dies meist Frauen nach den Wechseljahren.

Behandlungsmöglichkeiten

▎ *Geeignete Regulation des Hormonhaushaltes/Selbstbehandlung/Kohlenstoffdioxidinsufflation/UV-Bestrahlung des Blutes/Mayr-Kur/Aderlässe*
Mit diesem Lebensabschnitt ist für Frauen häufig eine Hormoneinnahme (gegen Wechseljahresbeschwerden oder Osteoporose) verbunden, die negative Auswirkungen auf die Migräneentwicklung haben kann. Daher sollten Hormonbehandlungen unterbrochen und durch eine andere Therapie ersetzt werden, zum Beispiel durch ein Sojapräparat, das östrogenähnliche Wirkungen hat.

Wenn die bei der Selbstbehandlung genannten Methoden (siehe Seite 87, 168) nicht helfen, ist die Akupunktur, die Kohlendioxidinsufflation oder die Ultraviolettbestrahlung des Blutes (UVB) sehr erfolgreich. – Vor allem bei Übergewicht erzielt man sehr gute Ergebnisse mit der Mayr-Kur. Mit Aderlässen gelingt es oft, die Hitzewallungen erträglich zu gestalten oder ganz zum Abklingen zu bringen, und auch die Migräne wird dadurch besser.

Spezielle Formen der Migräne und ihre ganzheitliche Behandlung

Migräne im Alter

Im Alter werden die Migränebeschwerden – meist, nicht immer – geringer: Sowohl der Kopfschmerz als auch die vegetativen Begleiterscheinungen wie Übelkeit, Erbrechen oder Lichtscheu lassen nach. Die Aura tritt häufig allein ohne nachfolgende Kopfschmerzen auf. Das Risiko einer erstmaligen Migräneproblematik ist für ältere Frauen höher, wenn sie zuvor einmal an einer Depression gelitten haben oder wenn sie anfällig gegenüber Stress und Angst waren.

Behandlungsmöglichkeiten
- Verstärkt Selbstbehandlungsmaßnahmen in Absprache mit dem Arzt/unbedenkliche Schmerzmittel: Paracetamol, Metimazol/Akupunktur/UVB.

Die Behandlung der Migräne beim älteren Menschen wird komplizierter, denn mit zunehmendem Alter spielen die Nebenwirkungen der Medikamente eine immer größere Rolle. Mehr denn je ist die Begleitung des Arztes Ihres Vertrauens von Bedeutung, denn er hat im Blick, dass zum Beispiel …

- die Triptane oft wegen eines Herzleidens oder Hochdruck nicht genommen werden dürfen,
- die Mittel gegen das Erbrechen Bewegungsstörungen hervorrufen können,
- die nichtsteroidalen Antirheumatika – das heißt die meisten Schmerzmittel außer Paracetamol und Metimazol – Nieren- und Hirnfunktionsstörungen verstärken, sich ungünstig auf das Herz auswirken und vor allem häufiger Blutungen hervorrufen können,
- Wechselwirkungen mit weiteren eingenommenen Arzneimitteln verhindert werden.

Bei neu aufgetretenen »Migräneanfällen« im Alter ist immer an die Arteriitis temporalis zu denken, eine Entzündung der Schläfenarterie, die zur Erblindung führen kann. – Bei der Behandlung haben sich oft eine Akupunktur oder Ultraviolettbestrahlung des Blutes (UVB) als sinnvoll erwiesen.

Migräne mit körperlichen Begleiterscheinungen

Sicherlich gibt es konstitutionelle Voraussetzungen, die die Migräne begünstigen. Aber durch einen Teufelskreis erhält sie sich selbst: durch die körperliche Abhängigkeit von Schmerzmitteln.

Migräne mit niedrigem Blutdruck

Vor allem im jugendlichen Alter ist Migräne oft mit einem niedrigen Blutdruck und mit Störungen der Blutdruckregulation verbunden. Das lässt sich einfach durch den Mangel an Noradrenalin erklären. Hier helfen alle Methoden, die den Noradrenalinspiegel erhöhen oder, besser gesagt, normalisieren.

Behandlungsmöglichkeiten
Entspannung/Bewegung/verstärkte Eiweißaufnahme/Homöopathie: Haplopappus/Medikamente: Dihydroergotamin, Etilnephrin

- Durchführung einer *Entspannungstherapie*. Bei der Migräne ist der Noradrenalinspiegel so niedrig, weil es durch Stress zu einer erhöhten Konzentration der körpereigenen Morphiumstoffe, der Endorphine, kommt. Diese Endorphine vermindern die Herstellung des körpereigenen Noradrenalins; wenn wir also den Stress durch Entspannung reduzieren, wird wieder mehr Noradrenalin hergestellt.
- Vermehrte *Bewegung* und vor allem ein moderater Ausdauersport normalisieren den Noradrenalinspiegel.
- Eine etwas *verstärkte Eiweißaufnahme* kann im Körper die Vorstufe für Noradrenalin, die Aminosäure Phenylalanin erhöhen.
- Aus homöopathischer Sicht ist das Medikament *Haplopappus* angebracht.
- Man kann den Noradrenalinspiegel auch erhöhen, indem man Stoffe einnimmt, die ähnlich wie Noradrenalin wirken. Das sind zum Beispiel *Dihydroergotamin, Etilnephrin* und andere. Mit diesen Medikamenten kann man tatsächlich Besserungen bei der Migräne und dem niedrigen Blutdruck erreichen. Die Naturheilkunde hat aber immer Schwierigkeiten mit dem Ersatz von

körpereigenen Stoffen. Das führt häufig dazu, dass der Körper diese Stoffe dann noch weniger selbst erzeugt. Deshalb ist diese Möglichkeit nur ein Notbehelf, günstiger sind die oben genannten Methoden.

Migräne mit hohem Blutdruck

Der hohe Blutdruck tritt bei einem Teil der Migränepatienten erst im mittleren oder höheren Alter auf. Auch hier gibt es verschiedene Maßnahmen, die sowohl bei der Migräne als auch beim Hochdruck wirksam sind.

Behandlungsmöglichkeiten
Ausdauersport/Entspannung/Wasserbehandlung/Magnesium/Q 10/ Homöopathie: Lachesis/Schulmedizin: Betarezeptorenblocker, Aldosteron-Antagonisten.

- Moderater *Ausdauersport* ohne Stress,
- eine Form der *Entspannung* (Ordnungstherapie mit Stressverminderung, gesunder Wechsel zwischen Anspannung und Entspannung, Zeitmanagement und Ärgerprophylaxe usw.),
- *Wasserbehandlung* – wenn verträglich, vor allem die Sauna (bei Hypertonie am besten 2 x pro Woche), aber auch ansteigende Armbäder,
- Einnahme von *Magnesium*,
- Einnahme von *Q 10*, das sowohl die Migräne als auch den Hochdruck ohne Nebenwirkungen senkt (das Mittel ist allerdings recht teuer),
- aus Sicht der Homöopathie das Mittel *Lachesis*,
- Einnahme eines *Betarezeptorenblockers* nur in Zusammenarbeit mit einem Arzt,
- Einnahme eines *Aldosteron-Antagonisten* nur in Zusammenarbeit mit dem Arzt.

Migräne mit Erbrechen und/oder Durchfall

Etwa 45 Prozent der Migränepatienten erbrechen während des Anfalls manchmal oder immer. In manchen Fällen leiden die Patienten mehr unter dem Erbrechen als unter dem Schmerz.

Behandlungsmöglichkeiten
Ingwer (Zintona)/Nux vomica/Akupunktur/Metoclopramid oder Domperidon/ Indometazin- oder Imigran-Zäpfchen oder Ascotop-Nasenspray.

- Oft hilft *Ingwer*, vor allem als Kapsel (Zintona).

> **WICHTIG**
>
> **Erbrechen kann den Anfall beenden**
>
> In manchen Fällen beendet das Erbrechen auch den Anfall. Deshalb lautet für solche Patienten die Empfehlung, frühzeitig das Erbrechen auszulösen. Das ist sicher nicht angenehm. Aber eine Patientin, die damit Erfolg hatte, meinte: »Lieber eine schlimme Stunde als 12 Stunden schlimme Schmerzen.«

- Die Homöopathie empfiehlt unter anderem *Nux vomica* (D 30, stündlich 5 Tropfen).
- Noch effektiver ist meist die *Akupunktur*. Wir haben einige Patientinnen, bei denen die Akupunktur die Schmerzen nur wenig beeinflusst hat, bei denen dafür das Erbrechen vollständig verschwunden ist.
- Schulmedizinisch wird *Metoclopramid* oder *Domperidon* gegeben. Damit diese Mittel wirken, müssen sie so schnell wie möglich eingenommen werden.
- Wenn durch starke Übelkeit oder Erbrechen die Einnahme von Tabletten oder Tropfen unmöglich ist, kann man *Indometazin-* oder *Imigran-Zäpfchen* oder den *Ascotop-Nasenspray* einsetzen. Der *Ascotop-Nasenspray* ist vor allem bei Patienten angezeigt, die Erbrechen und Durchfall während des Anfalls haben. Damit werden nicht nur Schmerzen, sondern auch Übelkeit und Erbrechen beseitigt.

Wenn all diese Methoden nicht helfen, kann der Patient lernen, sich selbst eine Spritze (Imigran-Injekt) zu geben (siehe Seite 193).

> **PRAXIS**
>
> **Ein Punkt gegen Übelkeit und Erbrechen ...**
>
> Der (schulmedizinisch nachgewiesen) wichtigste Akupunkturpunkt gegen Übelkeit und Erbrechen ist Pericard 6: Er liegt drei Querfinger von der Handgelenksfalte auf dem Unterarm zwischen zwei Sehnen.
> - Drücken Sie ihn einfach mit der Daumenspitze intensiv 5 Minuten oder länger, und zwar abwechselnd auf beiden Seiten drücken. Dabei entsteht ein ziehendes Gefühl entlang des Unterarmes.

Migräne mit Arzneimittelunverträglichkeit

Einige (wenige) Migränepatienten vertragen keine Arzneimittel. Wenn es sich dabei nur um Tabletten handelt, kann eine Lactoseintoleranz (Unverträglichkeit gegenüber Milchzucker) vorliegen, denn Milchzucker ist die Basis aller Tabletten. Eine Laboruntersuchung kann diese Frage klären. Alle Varianten der Arzneimittelunverträglichkeit sollte der Arzt ausschließen.

Ursachen und Behandlungsmöglichkeiten
- Wenn Sie eine Lactoseintoleranz haben, müssen Sie Tabletten meiden und die Arzneimittel dann als Tropfen, Spray o. Ä. zum Einsatz bringen.
- Wenn Sie Medikamente allgemein nicht vertragen, kann auch eine Histaminintoleranz (Unverträglichkeit gegenüber Histamin) vorliegen. Dann ist auf eine histaminarme Kost zu achten; zusätzlich können Antihistaminika erforderlich sein.
- Auch eine sehr große Abneigung gegenüber Medikamenten kann sich als Arzneimittelunverträglichkeit äußern. In diesem Fall sind ausschließlich Selbstbehandlungsmethoden angebracht.
- Leberschäden durch einen Arzneimittelmissbrauch oder eine Lebererkrankung können zur Arzneimittelunverträglichkeit führen. Auch hier kommen die (nichtmedikamentösen) Selbstbehandlungsmethoden zum Einsatz.

Migräne mit Arzneimittelmissbrauch

Arzneimittelmissbrauch – das klingt zwar hart, aber es soll, ohne zu werten, aufzeigen, dass der Betreffende mehr Schmerzmittel einnimmt als sein Körper verträgt.

Teufelskreis Schmerzmitteleinnahme
Die Folge ist dann, dass das Schmerzmittel nicht mehr hilft und deshalb noch mehr und häufiger davon eingenommen werden muss. Das wiederum führt dazu, dass die Migräne immer häufiger und immer stärker auftritt und dass es nach Jahren schließlich zu einem Dauerkopfschmerz kommt. – Keiner entscheidet sich freiwillig für solch einen Teufelskreis: Durch die Schmerzen sind die meisten Migränepatienten einfach in den erhöhten Arzneimittelverbrauch hineingerutscht.

Behandlungsmöglichkeiten
Dieser Zustand ist kaum behandelbar. Das Einzige, was hier grundsätzlich hilft, ist das Absetzen der Schmerzmittel.
- Kohlendioxidinsufflation/Akupunktur/Ultraviolettbestrahlung des Blutes (UVB)/Fastenkur/Entzug!

- *Schritt 1: Naturheilkundliche Methoden.* Mit naturheilkundlichen Methoden (Kohlendioxidinsufflation, Akupunktur, Ultraviolettbestrahlung des Blutes [UVB]) gelingt es manchmal, die Migräne zu verbessern und gleichzeitig die Schmerzmitteleinnahme zu beenden. Doch meist sollte man sich auf einen Entzug einstellen, den man allein probieren kann, aber nicht muss.
- *Schritt 2: Entzug in Eigenregie.* Es ist zwar nicht ganz einfach, die circa 4–10 Tage andauernden Entzugserscheinungen zu ertragen, aber man kann fest von einer wesentlichen Verbesserung der Migräne am Ende dieser Zeit ausgehen. Mancher Patient ist nach dem Entzug völlig beschwerdefrei, andere haben dann vielleicht wieder wie früher ein- bis zweimal im Monat einen Migräneanfall.
- *Schritt 3: Ambulanter Entzug.* Klappt der Entzug unter Eigenregie nicht, ist eine Fastenkur oder die schulmedizinische Entzugsbehandlung erforderlich, die ein bei Kopfschmerzen erfahrener Arzt ambulant durchführen kann. Dabei gibt es zwei unterschiedliche Vorgehensweisen:
  - Manche Ärzte halten es für sinnvoll und haben damit ihre Erfolge, dass der Patient durch das »Fegefeuer« des Arzneimittelentzugs ohne andere Medikamente gehen muss. Sie wollen die Abhängigkeit gegenüber einem Arzneimittel nicht durch eine andere ersetzen. Der Patient ist nach einem solchen Entzug auch stolz, dass er es geschafft hat und er wird alles versuchen, damit er nicht wieder in eine Arzneimittelabhängigkeit gerät.
  - Andere Ärzte geben ihren Entzugspatienten Medikamente, um die Schmerzen zu lindern und die Entzugswoche besser zu überstehen.
- *Schritt 4: Stationärer Entzug.* Wenn der ambulante Entzug nicht klappt, sollte eine solche Entzugsbehandlung in einer stationären Einrichtung (Kopfschmerzklinik, neurologische Klinik) durchgeführt werden, die damit Erfahrung hat!

In den meisten Fällen ist es sinnvoll, schon während des Entzugs etwas dafür zu tun, dass keine neuen Migräneanfälle auftreten. Das ist mit einer schulmedizinischen (zum Beispiel mit einem Betablocker) oder mit einer naturheilkundlichen (zum Beispiel mit Akupunktur) Methode möglich.

Apropos Schmerzmittel … Kommentare aus meiner Praxis

Wir haben einmal etwa 100 Migränepatienten gefragt, wie es ihnen geht und wenn es ihnen gut geht, was ihnen geholfen hat.
Die meisten, denen es besser ging, führten dies darauf zurück, dass sie den Schmerzmittelverbrauch reduziert oder ganz eingestellt hatten. Das zeigt, welche Bedeutung der Arzneimittelentzug haben kann, und es unterstützt die Ansicht, möglichst viel »natürlich« zu behandeln und nur im Notfall Medikamente zu verwenden.

Spezielle Formen der Migräne und ihre ganzheitliche Behandlung

Migräne mit seelischen Begleiterscheinungen

Dass bereits eine negative Erwartungshaltung der Migräne den Weg ebnen kann, hat vielleicht jeder schon einmal erfahren. Angst und Depression tun mehr in dieser Hinsicht. Und manchmal stellt sich die Frage, was denn nun die eigentliche Begleiterscheinung ist ...

Migräne mit Depression

Da sowohl Migräne und auch Depressionen unter anderem durch einen Mangel an Serotonin ausgelöst wird, gilt es, die Menge an Serotonin im Gehirn zu erhöhen. – Manchmal ist auch eine Schilddrüsenunterfunktion die Hauptursache einer Depression. Dies sollte vom Arzt durch eine Blutprobe ausgeschlossen werden.

Behandlungsmöglichkeiten
- *Entspannung/Bewegung/Akupunktur/ Kaffee/Magnesium/Vitamin B_6/ Tryptophan-Tabletten/Johanniskraut/ chemische Antidepressiva*

Eine Erhöhung des Serotonin-Spiegels lässt sich zum einen mit folgenden Mitteln erreichen:
- Durchführung einer *Entspannungsmethode* (siehe Seite 98).
- Mehr *Bewegung*. Da auch Sauerstoff für die Bildung von Serotonin gebraucht wird, ist es sinnvoll, regelmäßige Spaziergänge vor allem im Wald durchzuführen. Dazu werden sich depressive Menschen allein kaum aufraffen können. Wenn aber jemand hilft und sie begleitet, kann das von großer Bedeutung sein.
- *Akupunktur*. Wenn dabei neben den Migränepunkten auch noch psychisch wirksame Punkte gestochen werden und bei der Akupunktur eine Entspannungsmusik vorgespielt wird, kommt es oft zu einer wesentlichen Verbesserung von Migräne und Depression.

Über die Ernährung bzw. medikamentös lässt sich zum anderen auch einiges bewirken:
- *Kaffee*. Während andere Migränepatienten ihn eher meiden sollten, scheinen die Vorteile des Kaffees bei Migränepatienten mit Depression zu

überwiegen. Kaffee erhöht den Serotoninspiegel und reißt die depressiven Patienten auch etwas aus ihrer morgendlichen Lethargie.
- *Magnesium und Vitamin B_6.* Beide werden für die Bildung von Serotonin gebraucht (siehe Seite 112, 121).
- *Erhöhung des Serotoninvorläufers Tryptophan durch die Ernährung.* Die Aminosäure Tryptophan findet sich in eiweißreichen Lebensmitteln. Aber es ist nicht sinnvoll, nur vermehrt Eiweißprodukte (zum Beispiel Milch) aufzunehmen, denn neben Tryptophan bestehen Eiweiße noch aus anderen Aminosäuren, die dann alle um die Transportwege ins Gehirn konkurrieren. Fazit: Die Konkurrenz ist groß – so kommt nicht viel Tryptophan an seinen Bestimmungsort!
- Einnahme von Medikamenten, die den Serotoninabbau vermindern und damit den Serotoninspiegel erhöhen. Man kann hier das natürliche Medikament Johanniskraut oder chemische Antidepressiva einsetzen. Gerade bei depressiven Migränepatienten konnten wir mit einem Johanniskrautpräparat oder mit dem Anti-

PRAXIS

Milch und Honig gegen Depression

Gibt man zu der Eiweißmahlzeit noch etwas Zucker, dann erhöht sich kurz darauf der Insulinspiegel. Das führt dazu, dass alle Aminosäuren mit Ausnahme von Tryptophan in den Muskel eingebaut werden. Dann stehen alle Transportmechanismen zur Verfügung, um Tryptophan ins Gehirn zu bringen.
Aus dieser Sicht ist die alte Sitte, Milch mit Honig zu trinken, gerade für Migränepatienten mit Depression sehr sinnvoll. Trinken Sie sie vor allem am Abend, damit nachts für den Schlaf und morgens (meistens die schlechteste Stimmungslage) wieder mehr Serotonin vorhanden ist.

depressivum Amitriptylin sehr gute Verbesserungen erreichen.

Wenn alle Maßnahmen in einer vertretbaren Zeit nicht geholfen haben, sollte sich der/die Patient/in zusätzlich an einen Psychologen oder Psychiater wenden.

Migräne mit Angst

Angst gehört zum Leben und Überleben: Wer keine Angst hat, kommt sehr schnell in lebensgefährliche Situationen. Angst kann allerdings auch viele Migräneanfälle auslösen. Bei einem kleinen Teil der Migränepatienten

Spezielle Formen der Migräne und ihre ganzheitliche Behandlung

gehört die Angst zum täglichen Leben, und spätestens dann sollte man etwas tun. Manchmal werden Angstzustände durch eine Schilddrüsenüberfunktion und andere Erkrankungen hervorgerufen. Dies sollte durch eine Blutuntersuchung ausgeschlossen werden.

Behandlungsmöglichkeiten
- *Entspannungstherapie!/Bewegung/ Akupunktur/Atmen in eine Tüte/ Kohlenstoffdioxidspray/Atemtherapie/Kohlenstoffdioxidinsufflation*

Behandlungsmöglichkeiten liegen hier zum einen im Stress- und Angstabbau:
- Intensive und häufige Durchführung einer *Entspannungstechnik*. Entspannung und Angst sind wie Feuer und Wasser: Wer sich richtig entspannt, kann keine Angst haben. Und dieser Effekt geht nach längerem Üben auch über die Zeit der Entspannungsübung hinaus. – Für den Einstieg ist die Progressive Muskelentspannung empfehlenswert, später ist das Autogene Training sinnvoll (siehe Seite 98). Sehr gute Ergebnisse erbringen auch Yoga, Tai Chi und Chi Gong.
- Vermehrte *Bewegung* kann Angst abbauen, zum Beispiel ein leichteres Ausdauertraining (siehe Seite 110).
- Mit *Akupunktur* (Migräne- plus psychisch wirksame Punkte) und einer Entspannungs-CD können bei Angst wesentliche Besserungen erreicht werden.

Zum anderen können die Folgen der durch falsche Atemtechnik bedingten Angst (und umgekehrt) bearbeitet werden. Schnelle Atmung führt zu einer Verminderung des Kohlendioxidgehalts im Blut. Das löst oft Angst und manchmal auch Migräneanfälle aus. Eine Erhöhung des Kohlendioxidgehaltes im Blut löst dagegen die Angst auf.
- Akute Maßnahme: Durch *Atmung in eine Tüte* (siehe Seite 170), wie sie bei Anfällen der latenten Tetanie (neuromuskuläre Übererregbarkeit) oder bei Panikanfällen durchgeführt wird.
- Langfristige Maßnahmen: 1. Durch die Kohlendioxidinsufflation (siehe Seite 142).
- Langfristige Maßnahmen 2. Durch eine Atemtherapie (Ziel: unter anderem generelle Verlangsamung der Atmung).

Zeitlich bedingte Migräne

Wenn die Migräne nur zu ganz bestimmten Zeiten auftritt, ist Ursachensuche anzeigt. Oft ist es das regelmäßige Zusammenspiel einzeln oft gar nicht mal so gravierender potenzieller Migräneauslöser, die zuverlässig in den Anfall führen ...

Migräne an bestimmten Wochentagen

Die Migräne an bestimmten Wochentagen ist mit großer Sicherheit durch einen äußeren Auslöser bedingt.

Behandlungsmöglichkeiten
Manchmal ist es recht einfach, den Verursacher zu finden. Das ist bei Kindern zum Beispiel nicht selten der Tag, an dem der Sportunterricht oder das Schwimmen stattfindet. – Manchmal ist es aber auch schwierig, den Auslöser zu finden. So hatte eine Patientin immer am Mittwoch Migräne, einem an sich und für sie ganz normalen Tag. Nach mehreren Konsultationen fiel der Patientin aber ein, dass ihre Arbeitsgruppe jeden Dienstagabend zum Pizzaessen geht. Nun können aber einige Pizzagewürze Migräne auslösen. Wenn dann noch Alkohol ins Spiel kommt und die Luft in der Gaststätte verräuchert ist ... dann meldet sich zuverlässig am nächsten Morgen die Migräne.

Wochenendmigräne

Migräne tritt häufig dann auf, wenn es zu einer Veränderung im Lebensrhythmus kommt – so auch bei der Wochenendmigräne. Während in der Woche der Stress des Arbeitslebens zu einem hohen Stressniveau führt, folgt am Wochenende ein rapider Abfall. Der Betreffende will sich endlich erholen, mal richtig lange schlafen ...

Bei Wochenendmigräne spielen psychischer Faktoren eine wesentlich stärkere Rolle als bei anderen Migränevariationen. Der Stressvermeidung und dem Stressmanagement kommt dementsprechend eine große Bedeutung zu.

Spezielle Formen der Migräne und ihre ganzheitliche Behandlung

Behandlungsmöglichkeiten
- Reduzieren Sie das Stressniveau in der Woche – so weit wie möglich.
- Erlernen Sie eine Entspannungsmethode (siehe Seite 98) und führen Sie diese Sonntag bis Donnerstag auch durch! Damit wird das Stressniveau in der Woche ebenfalls reduziert.
- Lassen Sie das Stressniveau am Wochenende nicht zu sehr abfallen. Unternehmen Sie etwas, eine Radtour, etwas aufräumen usw.
- Stehen Sie am Wochenende zur gleichen Zeit auf wie in der Woche. Damit verhindern Sie einen übermäßigen Stressabbau und einen Abfall des Botenstoffes Serotonin. Serotonin wird in der Nacht zum Schlafhormon Melatonin umgewandelt. Schläft man zu lange, vermindert sich der Serotoningehalt so stark, dass eine Migräne ausgelöst werden kann.

Anhang

Bücher zum Weiterlesen

Laser: Mach dich locker! Muskelverspannungen schnell wieder loswerden, TRIAS, Stuttgart 2005, 12,95 €, ISBN 3-8304-3255-0

Choon Tan: Akupunktur und Co.: Traditionelle Chinesische Medizin schnell erklärt, Karl F. Haug Verlag, Stuttgart 2003, 12,95 €, ISBN 3-8304-2092-7

Wilk: So einfach ist Autogenes Training. Wie Sie das klassische Entspannungsverfahren leicht erlernen, TRIAS, Stuttgart 2000, 12,45 €, ISBN 3-8937-3600-X

Ohm: Stressfrei durch Progressive Relaxation. Mehr Gelassenheit durch Tiefmuskelentspannung nach Jacobson, TRIAS, Stuttgart 2003, 12,95 €, ISBN 3-8304-3098-1

Zierden, Mayr: F.X. Mayr-Kur: Das Basisbuch, Karl F. Haug Verlag, Stuttgart 2005, 14,95 €, ISBN 3-8304-2189-3

Bielefeld: F.X. Mayr easy, Karl F. Haug Verlag, Stuttgart 2006, 14,95 €, ISBN 3-8304-2188-5

Diener: Migräne: Ein Leitfaden für Betroffene, TRIAS, Stuttgart 2006, 7,95 €, ISBN 3-8304-3299-2

Peikert: Der große TRIAS-Ratgeber Kopfschmerzen, Migräne und Neuralgien. Alles über die verschiedenen Kopf- und Gesichtsschmerzen, TRIAS, Stuttgart 2003, 19,95 €, ISBN 3-8304-3041-8

Anhang

Adressen und Links

In diesen Gesellschaften und Vereinen organisieren sich Betroffene und Fachleute:

Migräne Liga e.V. Deutschland
Westerwaldstr. 1
65462 Ginsheim
Tel. 0 61 44/22 11
Fax 0 61 44/3 19 08
e-mail: info@migraeneliga-deutschland.de
www.migraeneliga-deutschland.de

Deutsche Schmerzliga e.V.
Adenauerallee 18
61440 Oberursel
Tel. 07 00/3 75 37 53 75
Fax 07 00/37 53 75 38
e-mail: info@schmerzliga.de
www.schmerzliga.de

Deutsche Migräne- und Kopfschmerzgesellschaft e.V. (DMKG)
www.dmkg.de

So finden Sie eine Selbsthilfegruppe in Ihrer Nähe:

NAKOS
Nationale Kontakt- und Informationsstelle zur Anregung und Unterstützung von Selbsthilfegruppen der Deutschen Arbeitsgemeinschaft Selbsthilfegruppen e.V.
Albrecht-Achilles-Str. 65
10709 Berlin
Tel. 0 30/8 91 40 97
Fax. 0 30/8 93 40 14

Diese Internetseiten bieten Ihnen Informationen rund um das Thema Migräne und Kopfschmerz:

www.migraene-kopfschmerzen.de
www.dgk.de
www.dgn.org/97.0.html
www.forum-schmerz.de
www.gesundheitpro.de
www.kopfschmerzen.de
www.medizin-2000.de
www.migraene-kopfschmerzen-tcmklimik.de
www.migraene-ratgeber.de
www.patientenleitlinien.de

PRAXIS

Hier dokumentieren Sie Ihren Migräneverlauf – der Migräne- und Auslöserkalender

Verwenden Sie den Migränekalender auf der folgenden Seite als Kopiervorlage. Wenn Sie bestimmte Situationen oder Auslöser (z. B. Nahrungsmittel: Sekt, Gewürze, Käse usw.) als »migräneverdächtig« einstufen, können Sie Ihren Verdacht überprüfen: Notieren Sie den Verdächtigen am unteren Rand des Kalenders, ordnen Sie ihm eine Farbe zu und markieren Sie jeden Tag, an dem der Auslöser von Bedeutung ist. Nach zwei bis drei Monaten, vielleicht schon früher, sehen Sie dann im Migränekalender auf einen Blick, ob sich Ihr Verdacht bestätigt.

Migränekalender Anhang

Migränekalender

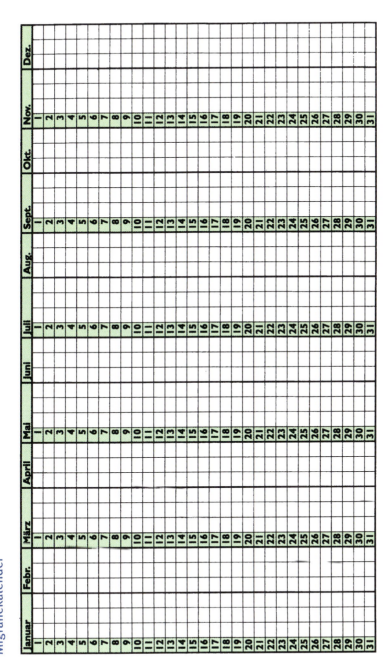

Stichwortverzeichnis

A
Abklingphase 23 f
Adressen 216 f
Agnus-cystus-Präparate 69
Akupressur 87
Akupunktur 138 ff, 188 f
– Depression 210
– elektrische s. PUTENS
– Erfolgsaussichten 139 f
Akupunkturpunkte 91 ff
– Erbrechen 207
– Übelkeit 207
Akupunkturschulen 140
Akutbehandlung,
   Medikamentengruppen 194
Alkohol 36
Alter 204
Anfall
– akuter
– Medikamente 175 ff
– Selbstbehandlungsmaßnahmen 168 ff
– epileptischer 45
– Verlauf 19 f
Anfallsbehandlung, medikamentöse,
   Fehler 178
Anfallswahrscheinlichkeit,
   Migräneauslöser 60
Angst 53, 80 f, 211 f
- Atmung 170
Antiemetika 195 f
Antirheumatika,
   nichtsteroidale (NSAR) 196 f
Arbeitsunfähigkeit, Reduktion,
   Kohlendioxidinsufflation (KI) 144
Arbeitszeit, zusammenhängende 111
Ärgerprophylaxe 108 f
Armtauchbad, kaltes 172
Arteriitis temporalis 204
Arzneimittelabhängigkeit 180 f
Arzneimittel-Aufnahmemengen 181
Arzneimitteleinnahme, Reduktion, UVB 141

Arzneimittelmissbrauch, Migräne 208 f
Arzneimittelunverträglichkeit 207 f
Arzt, Vertrauen 44 f
Arztbesuch, erster 50 ff
Atemtechnik 156 ff
Atemübungen 106
Atmen, in eine Tüte 170
Atmung 155 f
Auraphase 20
Ausdauersportart 111
Ausdauertraining 110
Auslöser 34 ff
– Lebensbedingungen 31
– Liste 59
Auslöserkalender, Dokumentation 215
Autogenes Training 67 f, 98 ff
– akuter Anfall 174
Azetylsalicylsäure 163

B
Balance 67
Bauchschmerzen und Migräne 147
Beckenschiefstand 151 f
– Behandlung 152 f
Begleiterscheinungen 26
– seelische 210 ff
– veränderte körperliche 45 f
Betarezeptorenblocker 161 f
Bewegung 110 ff
Bewusstlosigkeit 45
Blutdruck
– hoher 206
– niedriger 205
– Wasser 127
Blutdruckregulation 205
Blutdrucksenker 36
Blutwerte 70
Blutzuckererhöhung, Koffein 73
Blutzuckerspiegel 36
Botenstoffe 22
Brusthochatmung 156 ff

C
Cholesterin, erhöhtes 70 f
Cholesterinerhöher 71
Cholesterinsenkung 71
Chrysantheme 117 f
Cyclandelat 163

D
Darm
- Giftstoffe 136
- Zwerchfellbewegung 157 f

Darmprobleme, Folgen 137
Darmstörung 135 ff
Dauerkopfschmerz 45
Depression 81 f, 210 f
Diät 68 f
Dihydroergotamin 163
Domperidon 195
Doppelbilder 46
Druckpunkt 146
- muskulärer, Injektion 184

Durchfall 206 f

E
Eisen 123
Endorphine 34
Entbindung 202
Enteropathie 136
Entspannungstechniken, akuter Anfall 173 f
Erbrechen 206 f
- Anfallsende 207
- ohne Kopfschmerz 46

ErgoKranit 190
Ergotamin 190, 194
Ernährung, falsche 135
Ernährungsgewohnheiten 71 ff
Ernährungsumstellung, PMS 69
Erwachsenenalter 26 f

F
Fasten 132 f
Fastenkur 69
Fehlhaltung, zervikale 153 ff

Flimmerskotom 18
Flunarizin 162
Flüssigkeitsbedarf 126 ff
Flüssigkeitsmenge 128
Freude 35
Fußtauchbad, kaltes 172

G
Ganglion
- cervicale superior, Blockade 184 f
- sphenopalatinum 176

Geburt 32
Gedankenstille 105
Genetik 30
Gerüche 177
Gesichtsfeldeinengung 18
Getränke, koffeinhaltige, Verzicht 73
Gewicht 68 f

H
Halbseitenkopfschmerz 25
Halsmuskel, vorderer,
 muskuläre Druckpunkte 184
Halswirbelsäule, Streckung 173, 187 f
Haltung, schlechte 153 ff
Haplopappus 205
Harnflut 23
Hausarzt 44
Heißhungeranfall 74
Hirnhaut, Blutgefäße,
 Reizung und Entzündung 22
Histamin 195
HistaminIntoleranz 208
Honig, Depression 211
Hörminderung, plötzliche 46
5-Hydroxytryptophan 124
Hyperventilation 155 ff
Hypoglykämie 74
- nächtliche 76

I
Imigran-Injekt 193
Ingwer 117 f, 206

Anhang

Injektion
- intravenöse, Arzt 193 f
- Wirkung 186

J
Johanniskraut 118 f
Jugend 26

K
Kaffee 71 ff
- Depression 210
Käse 195
Kinder, Migränedauer 23
Kindheit 26
Kneippsche Ordnungstherapie 107
Kneippsches Wassertreten 173
Knoblauch 71
Koffein 71 ff
- und Histaminunverträglichkeit 73
- migränefördernde Wirkung 73
Koffein-Entzugskopfschmerz 72
Koffein-Überdosierung 73
Kognak 21
Kohlendioxidinsufflation (KI) 142 ff
- Erfolgsaussichten 144
- Kontraindikation 143
- Nebenwirkungen 144
Kohlendioxidspray 170
Kohlenhydrate, langsam resorbierbare 77
Komplementärmedizin 183 ff
Kopfschmerz
- arzneimittelbedingter 181 f
- Entstehung 22
- migräneähnlicher, Triggerpunkte 150
- Narben 146
- Verstärker 22
Kopfschmerzkalender 25
Kopfschmerzphase 21
Kopfstand 129
Kopftieflage 129 f
Körperhaltung 112
Kräuter 117
Kräuterpräparate 117 ff

L
Laborwerte 53 ff
Lachesis 206
Lactoseintoleranz 207 f
Lebensbedingungen, Auslöser 31
Lebensqualität 107
Leidensdruck 16
Licht, starkes 36
Lidocain 175 ff
Lidocain-Salbe 176 f
Lidocain-Wattestäbchen 176

M
Magnesium 68, 112 f, 206
- reines, Dosierung 115
- Vorbeugung 114 f
Magnesiumausscheider 73
Magnesiuminjektion 186
Magnesiummangel 151
- Hinweise 113 f
Magnesiumpräparate, Dosierung 115 f
Mantra 104
Maßnahmen, vorbeugende 87 ff
Mayr-Kur 133 ff
- ambulante 138
- Effekte 137 f
Medikamente, Nebenwirkungen und Einsatzverbote 179
Medikamenteneinnahme, vorsorgliche 160
Meditation 104 f
Meerrettich 171
Melatonin 78
Menstruationsbeschwerden 69 f
Menstruationsmigräne 32
Migräne
- mit Angst 211 f
- Arzneimittelmissbrauch 208 f
- ohne Aura 17 f
- mit Aura 18
- Definition 17
- und Störfelder 147 f
- zeitlich bedingte 213 ff

Migräneanfall
- akuter, Behandlungsmethoden 44
- Dauer 24
- Häufigkeit 25
Migräneauslöser 22
- von A-Z 61 ff
- Intensität 60
Migräneauslösung
- Empfindlichkeit 59 f
- Vermeidung 58 ff
Migränebehandlung, ganzheitliche 40 ff
Migränebereitschaft, erhöhte 32
Migräneempfindlichkeit, unterschiedliche 59 f
Migräneformen 17 f
- hormonell bedingte 200 ff
Migränekalender 46 ff, 159 f
- Dokumentation 215
Migränemotor 22
Migränepersönlichkeit 82 f
Migräneprophylaxe
- medikamentöse 159 f
- medizinische, Fahrplan 160
Migränepunkte der NPSO 96 f
Migränerisiko, höheres 33
Migräneschmerz
- Häufigkeit 25
- Lokalisation 24 f
Migränetagebuch, Auslöserliste 60
Migränetherapie
- erfolgversprechendste 40
- Yoga-Kopfstand 130 f
Milch, Depression 211
Mineralien 120, 123
Morphium 34
Müdigkeit, unbegründete 20
Muskelapparat, schwach ausgebildeter 154
Muskelentspannung, progressive 103 f
Muskelverhärtung (s. auch Triggerpunkte) 87, 150
- wiederkehrende 151 ff

N
Nackenauflagen 170 f
Nackenmuskulatur, Verspannung 19 f
Naproxen 163
Narben 146, 185
Naturheilkunde 53, 132 ff
Nervenstimulation, punktförmige transkutane elektrische s. PUTENS
Nervensystem, zentrales, Reizung 35
Neue Punktuelle Schmerz- und Organtherapie nach Siener (NPSO) 95 ff
Neuraltherapie 145, 183 ff
Noradrenalin 34 f
Noradrenalinerhöhung 60
Noradrenalinspiegel, Erhöhung 37, 205
Noradrenalin-Überempfindlichkeit 35
Notfallkoffer 86
Nux vomica 206

O
Omega-3-Fettsäuren 123 f
Optimismus 109
Östrogene, weiche 201

P
Perfektionismusfallen 83
Pestwurz 117
Physiotherapie 67
Pille 201
Pillenpause 32
Pizotifen 163
Positives Denken 108
Postdromalphase 24
Prämenstruelles Syndrom (PMS) 69 f
Prodromalphase 19 f
Prophylaxe
- medizinische, Medikamente 164
- Naturheilkunde 53, 132 ff
Prophylaxemittel, Dosierung 161
PUTENS 90 f, 95
- akuter Anfall 174 f

Anhang

Q
Q 10 125

R
Recurrence 192, 195
– Triptan 192

S
Sauna 206
Schädelunfall 46
Schlaf 79 f
Schlafoptimierung 80
Schlafstörungen 78 f
Schmerzcharakter 21
Schmerzhemmsystem, körpereigenes 21
Schmerzmittel, Abhängigkeit 180 f
Schmerzmitteleinnahme, Teufelskreis 208 f
Schmerzort 24
Schmerzpunkte, Lokalanästhesie 183
Schmerzstelle, Auflagen 170
Schnellentspannung für Eilige 103
Schokolade 76
Schonhaltung 154
Schulmedizin 49, 159 ff, 190 ff
Schwangerschaft 32, 201 f
– Maßnahmenhierarchie 202
Schwereübung, Autogenes Training 99
Schwindel 18, 46
Sehstörung 46
Sekundenphänomen 145
Selbstbehandlung 18
– Basisprogramm 41
– Anwendungsdauer 43
– Konsequenz 43
– medikamentöse, Gefahren 180
Selbstbehandlungskompetenz 40
Selbstmassage 87 ff
Senfmehlfußbad 171
Sensibilität, Migräneauslöser 60 f
Sport
– und Entspannung 111
– Häufigkeit 111 f
Sportart 111

Sprachstörung 18
Status migraenosus 18
Stille Stunden, Fragen 107
Stoffe, orthomolekulare 120, 123
Störfeld 145 ff, 185
– Aufspüren 147 ff
Störfeldsuche, akuter Anfall 185
Störfeldtherapie 145 ff
Stress 33, 106
– Vermeidung 106 ff
Stressanfälligkeit, erhöhte 78
Stressprophylaxe 108
Stuhlgang 134
Süßstoff 77

T
Teenagermigräne 200
Teilbad 171 f
Therapie, orthomolekulare 120
Topiramat 162
Triggerpunkte 87, 150
– Auslöser und Verstärker 150
Triptan 190 ff, 194 f
– Abhängigkeit 191
– Alternativen 192 f
– Auraphase 20
– Nachteile 195
– Recurrence 192
Triptan-Präparate, Dosierung und Besonderheiten 192
Tryptophan 124

U
Übelkeit, Medikamente 195 f
Überbeweglichkeit 155
Übergewicht 68 f
Ultraviolettbestrahlung des Blutes (UVB) 140 ff
– Empfehlung 142
– Kosten 142
Umweltreize 36
Ungleichgewicht, körperliches 31 f
Untergewicht 68 f

Untersuchung, weitergehende 53
Unterzuckerung s. Hypoglykämie

V
Valproinsäure 162 f
Verdauungssystem, Störung 135 ff
Vererbung 30
Verhaltensänderung, Beginn 48
Verhaltenstherapie 164 f
Verspannung 19 f
– chronische 67
Verstopfung 68
Vitamin
– B 120 ff
– C 122
– E 123
Vitamine 120 ff
Vollatmung, physiologische 158
Vollbad 171 f
Vorbeugung, medikamentöse 159

W
Wärmehaushaltsstörungen 67
Wasser 126 ff
– Menge 128
Wassermangel 126
Wechseljahre 27, 203
Wochenendmigräne 32 f, 213 f
Wochentage, bestimmte, Anfall 213

Y
Yoga 106
Yoga-Kopfstand 130 f

Z
Zeitmanagement 109 f
Zeitplan 111
Zink 123
Zucker 74 ff

Impressum

Bibliografische Information der Deutschen Nationalbibliothek
Die Deutsche Nationalbibliothek verzeichnet diese Publikation in der Deutschen Nationalbibliografie;
detaillierte bibliografische Daten sind im Internet über http://dnb.d-nb.de abrufbar

© 2006 TRIAS Verlag in MVS
Medizinverlage Stuttgart GmbH & Co. KG
Oswald-Hesse-Str. 50 · 70469 Stuttgart

Printed in Germany

Programmplanung: Sibylle Duelli

Lektorat: Dipl.-Biol. Angelika Greif

Umschlaggestaltung:
CYCLUS · Visuelle Kommunikation, Stuttgart

Bildnachweis:
Umschlagfoto: Doc-Stock
Fotos im Innenteil: Pixland: S. 4, 5, 6, 7, 8, 10, 11, 14/15, 28/29, 38/39, 56/57, 75, 84/85, 105 unten, 166/167, 198/199; alle anderen Bilder: Archiv der Thieme Verlagsgruppe
Zeichnungen: Rose Baumann, Schriesheim

Gedruckt auf chlorfrei gebleichtem Papier

Satz: Fotosatz H. Buck, Kumhausen
gesetzt in QuarkXPress 4.1
Druck: Westermann Druck Zwickau GmbH

ISBN 3-8304-3302-6
ISBN 978-3-8304-3302-6   1 2 3 4 5 6

Wichtiger Hinweis:
Wie jede Wissenschaft ist die Medizin ständigen Entwicklungen unterworfen. Forschung und klinische Erfahrung erweitern unsere Erkenntnisse, insbesondere was Behandlung und medikamentöse Therapie anbelangt. Soweit in diesem Werk eine Dosierung oder eine Applikation erwähnt wird, darf der Leser zwar darauf vertrauen, dass Autoren und Verlag große Sorgfalt darauf verwandt haben, dass diese Angabe dem **Wissensstand bei Fertigstellung des Werkes** entspricht.
Die Ratschläge und Empfehlungen dieses Buches wurden vom Autor und Verlag nach bestem Wissen und Gewissen erarbeitet und sorgfältig geprüft. Dennoch kann eine Garantie nicht übernommen werden. Eine Haftung des Autors, des Verlages oder seiner Beauftragten für Personen-, Sach- oder Vermögensschäden ist ausgeschlossen.

Geschützte Warennamen (Warenzeichen) werden nicht besonders kenntlich gemacht. Aus dem Fehlen eines solchen Hinweises kann also nicht geschlossen werden, dass es sich um einen freien Warennamen handelt. Das Werk, einschließlich aller seiner Teile, ist urheberrechtlich geschützt. Jede Verwertung außerhalb der engen Grenzen des Urheberrechtsgesetzes ist ohne Zustimmung des Verlages unzulässig und strafbar. Das gilt insbesondere für Vervielfältigungen, Übersetzungen, Mikroverfilmungen und die Einspeicherung und Verarbeitung in elektronischen Systemen.